Shurouq Hawamdeh

Atitude das parteiras em relação à dor do parto

Shurouq Hawamdeh

Atitude das parteiras em relação à dor do parto

Resposta dos métodos mistos

ScienciaScripts

Cover image: www.ingimage.com

This book is a translation from the original published under ISBN 978-3-659-69831-6.

Publisher:
Sciencia Scripts
is a trademark of
Dodo Books Indian Ocean Ltd. and OmniScriptum S.R.L publishing group

120 High Road, East Finchley, London, N2 9ED, United Kingdom
Str. Armeneasca 28/1, office 1, Chisinau MD-2012, Republic of Moldova, Europe
Printed at: see last page
ISBN: 978-620-7-71638-8

A minha reflexão durante o processo de investigação

To my midwife...!

All I can say is about the pain you caused for me...!

It's all look like an approach destroys everything in me...!

The memory made me cry without tears...!

The thoughts forced me to speak without a sound...!

The words made me feel disappointed...! And the place around me... narrows

When I look...! I see all around me not present

What can you do for me?

You made me wishing death ...! When I was alive

You made me feel powerless...!

The feeling of guilt dominates me

You made me feel deep sadness...! Like a pain burns my soul

You made me walk alone without a companion...without aim...without a way!

You made me became a team with my sadness, pain and fear...!

My expectations turned to ...Glitter!

What I can say is that suffering from a wound that not healed... painful!

What I can say is that medicine cannot treat my suffering... but your

Attitude

Shurouq Hawamdeh

Resumo

Na Jordânia, como em qualquer outro país, as parteiras hospitalares são os principais profissionais de saúde que prestam cuidados às mulheres grávidas. As parteiras desempenham um papel fundamental na gestão da dor das mulheres durante o parto. Prestam cuidados e apoio às mulheres que estão a dar à luz. Orientam as mulheres a utilizar diferentes técnicas, exercícios de respiração e de relaxamento nos momentos de dor para aumentar a confiança das mulheres na sua capacidade de lidar com as dores do parto. As parteiras também administram analgésicos em consulta com os médicos, quando necessário (Leap & Anderson 2004; Walsh 2007; Francis 2011; Martin et al. 2015, Abushaikha 2007; Hatamleh et al. 2012; Oweis 2009; Oweis & Abushaikha 2004; Oweis & Abushaikha 2005; JNC 2006). Recentemente, foi demonstrado que as parteiras precisam de estar conscientes da sua atitude em relação à dor do parto para contribuírem para a satisfação das mulheres com o processo de parto: distinguindo entre a utilização e a não utilização de analgésicos; lidar com a dor e tolerância à dor; dor do parto como normal e dor do parto como patológica (Leap & Anderson 2004; Walsh 2007; Jones et al, 2012). No entanto, as mulheres relatam insatisfação com o processo de parto devido ao facto de terem experienciado um trabalho de parto doloroso e de sentirem emoções negativas como o medo e a ansiedade (Srivastava 2015; Jepsen & Keller 2014; Mohammad et al. 2014; Naghizadeh et al. 2013; Hatamleh et al. 2013; Khresheh e Barclay 2010; Abdel Ghani & Berggren. 2011; Oweis 2009; Nilsson & Lundgren. 2007; Christiaens & Bracke. 2007; Rudman et al. 2007; Harriot et al. 2005; Hodnett. 2002). A questão que necessita de ser explorada é a atitude das parteiras em relação à dor do parto no contexto dos cuidados de saúde, ou seja, nos hospitais. O objetivo desta dissertação é explorar a atitude das parteiras jordanas em relação à dor a partir de duas perspectivas (as parteiras e as mulheres), examinando: os conhecimentos das parteiras, a atitude das parteiras, as expectativas das mulheres e as percepções das mulheres.

A investigação foi conduzida no maior hospital público da Jordânia e envolveu parteiras e os seus clientes, incluindo 60 parteiras (de um total de 61 parteiras amostradas aleatoriamente), que responderam a um inquérito válido específico da investigação para parteiras (Questionário de Inquérito para Parteiras) e a cinco entrevistas gravadas em áudio, e 360 mulheres (de um total de 384 mulheres amostradas), que responderam a um inquérito válido específico da investigação para mulheres (Questionário de Inquérito para Mulheres) e a um grupo de discussão de seis mulheres. Foi utilizada uma conceção convergente de métodos mistos (Creswell & midwives e grupo de discussão de mulheres. Foram utilizadas medidas de análise descritiva e correlacional para analisar os dados quantitativos. Os dados qualitativos foram analisados utilizando a análise hermenêutica do mundo da vida (Dahlberg et al. 2008).

O processo de investigação nesta dissertação está organizado em fases apenas para facilitar a leitura, mas não para representar um desenho de investigação sequencial. A fase um representa o desenvolvimento dos inquéritos específicos da investigação a partir de três referências que descrevem dois modelos - o modelo de obstetrícia exemplar (Kennedy 2000) e o modelo de trabalho com a dor (Leap & Anderson 2004; Walsh 2007). Os inquéritos foram concebidos em 2012 por Hawamdeh, Lundgren e Lindgren e testados em 2013 tanto no hospital-alvo em Amã como noutro hospital materno principal no norte da Jordânia. O alfa de Cronbach indica uma consistência interna muito elevada e forte dos itens do inquérito utilizados para medir o conhecimento e a atitude no inquérito às parteiras (conhecimento: $\alpha = 0,91$ e atitude: $\alpha = 0,89$). Para as expectativas e percepções das mulheres no inquérito às mulheres, o alfa de Cronbach revela uma consistência interna forte e muito elevada (expectativas: $\alpha=0,95$, percepções: $\alpha = 0,94$). A segunda fase envolve os resultados quantitativos dos dois inquéritos de investigação (Questionário de Inquérito às Parteiras e Questionário de Inquérito às Mulheres). Os resultados mostram que as parteiras tinham um elevado conhecimento (média=3,82, DP=0,53) sobre a dor e uma atitude neutra (média=3,41, DP=0,51) em relação à dor do parto. A grande maioria das mulheres (87,8%) considera que a parteira deve ter a qualidade de "paciência", seguida de "calma e tranquilidade" (80,8%) e "compreensão" (75,8%). A perceção que as mulheres tinham da atitude das parteiras em relação à dor era inferior (média=3,43, DP=1,13) às suas expectativas (média=4,52, DP=0,45) em relação aos cuidados que achavam que deviam ser prestados. A relação entre as percepções das mulheres jordanas sobre a atitude das parteiras e os conhecimentos das parteiras relativamente à dor do parto foi estatisticamente significativa ($p<0,05$) e moderadamente positiva ($p<0,001$, $r = 0,53$). A terceira fase consiste nos resultados qualitativos das entrevistas individualizadas e do grupo de discussão. As entrevistas individualizadas revelam que os conhecimentos e atitudes das parteiras em relação à dor de parto são interpretados em termos de quatro temas: 1) As parteiras vêem a dor de parto como sofrimento quando as mulheres experimentam emoções negativas; 2) Trabalhar com a dor de parto das mulheres baseia-se numa perspetiva individual que exige tempo; 3) Trabalhar com as mulheres com dor utilizando as suas próprias estratégias e influenciando a forma de pensar das mulheres; e a ideologia ocupacional e o trabalho emocional (2004) é o predomínio da ideologia "com a instituição" apesar das intenções de demonstrar a ideologia "com as mulheres". Os resultados do grupo de discussão revelam quatro temas sobre as expectativas e percepções das mulheres acerca da atitude das parteiras em relação à dor: 1) O cuidado acalma as mulheres e alivia a dor do parto; 2) O empoderamento ajuda as mulheres a enfrentar e a lidar com a dor do parto; 3) Uma atitude indiferente por parte das parteiras dá origem a emoções dolorosas e a medos nas mulheres; e 4) Desencorajar as mulheres quando estão a tentar lidar com a dor do parto pode levar a sentimentos de inutilidade da sua parte. Os resultados foram interpretados com base nos encontros de cuidados e não cuidados na teoria da enfermagem e dos cuidados de saúde (Halldorsdottir 1996). A principal interpretação dos quatro temas foi a perceção de encontros não-cuidados envolvendo a atitude das parteiras em relação à dor do parto. A fase quatro tem como objetivo apresentar e discutir a interpretação dos resultados combinados da fase dois e da fase três. As interpretações dos resultados quantitativos e qualitativos combinados foram apresentadas no capítulo da discussão. Foram discutidas duas interpretações, incluindo 1) os elevados conhecimentos das parteiras, a atitude neutra em relação à dor e o domínio da ideologia institucional 2) as expectativas muito elevadas das mulheres, a perceção neutra e o domínio de uma atitude indiferente.

Em conclusão, a dissertação prova que a atitude das parteiras em relação à dor de parto pode ser explorada e interpretada: examinando a atitude de duas perspectivas, utilizando diferentes fontes de dados, examinando diferentes variáveis (conhecimento, atitude, expectativas e percepções) e combinando dados e interpretando-os. Os conhecimentos das parteiras sobre a dor de parto são elevados, mas têm uma atitude neutra em relação à dor de parto, o que pode estar relacionado com a ideologia adoptada pela instituição. Isto pode explicar por que razão as mulheres estão muitas vezes insatisfeitas com as abordagens das parteiras para lidar com a dor, consideram a atitude das parteiras como pouco cuidadosa e esperam uma melhor gestão da dor do que a que receberam. Continuar a exploração e a investigação da atitude das parteiras em relação à dor, utilizando métodos mistos em diferentes contextos e locais de prestação de cuidados, é um passo importante para o desenvolvimento de uma teoria geral da atitude em relação à dor. Os resultados desta investigação também beneficiam as parteiras, os decisores políticos e os administradores, caso se pretenda melhorar a qualidade dos cuidados nos hospitais públicos jordanos. Na realidade, as parteiras hospitalares têm um papel central na gestão da dor das mulheres e as mulheres interagem com as parteiras. Isto significa que existe um mundo de vida rico em experiências que
Tendo em conta este facto, os resultados da dissertação revelam uma relação moderadamente positiva entre as percepções das mulheres jordanas sobre a atitude das parteiras e os conhecimentos das parteiras relativamente à dor do parto.

CONTEÚDO

Capítulo 1

Introdução

Estrutura da dissertação

A estrutura desta dissertação é redigida com referência a Creswell e Clark (2011). Creswell e Clark sugeriram directrizes gerais para a redação de uma dissertação de doutoramento de métodos mistos (p.22-257). Destacaram que a adaptação de uma estrutura na redação de uma dissertação de métodos mistos ajuda os leitores a obter uma compreensão clara e coesa do projeto de investigação global. Por conseguinte, esta dissertação está organizada num formato de seis capítulos, incluindo: introdução; revisão da literatura; metodologia; resultados quantitativos; resultados qualitativos; discussão. Cada capítulo está sistematicamente organizado de modo a incluir os diferentes conteúdos envolvidos nesta dissertação. Este capítulo, Introdução, apresenta sucintamente os antecedentes da investigação, o problema de investigação, o objetivo da investigação e as questões de investigação.

Introdução

O foco desta tese é a dor durante o parto e a forma como é sentida pelas parteiras e pelas mulheres, e a possível associação entre a perceção das mulheres e o conhecimento das parteiras sobre a dor do parto. O cenário são as parteiras jordanas que trabalham nas enfermarias de parto e as mulheres que dão à luz na Jordânia. A perspetiva da dor durante o parto é influenciada pelo modelo de trabalho com a dor (Leap & Anderson 2004; Walsh 2007) e pelo modelo exemplar de obstetrícia (Kennedy 2000).

Como professora de obstetrícia durante os últimos seis anos na Jordânia, tive a oportunidade de trabalhar com os meus alunos, equipas de obstetrícia, mulheres, bebés e famílias. Passei metade do meu tempo académico a formar estudantes de obstetrícia. A formação é efectuada em maternidades de hospitais públicos de cidades jordanas como Irbid, Mafraq e Jerash. Tem sido valioso cooperar com equipas de parteiras e obstetras e conhecer mulheres grávidas e as suas famílias. No entanto, ensinar parteiras nos hospitais públicos jordanos tem sido uma tarefa difícil, uma vez que as parteiras dos hospitais, de acordo com a minha experiência, têm abordagens diferentes para lidar com a dor das mulheres durante o parto. Vi parteiras que estavam constantemente a defender a oferta de alívio da dor às suas mulheres, e também serviços de parto com intervenção médica mínima, em que os médicos eram considerados como interferências na consciencialização das parteiras para utilizarem os seus conhecimentos sobre a gestão da dor. As parteiras também foram forçadas a gerir ativamente os partos (utilizando oxitocina) e a utilizar petidina como analgésico (quando necessário), a fim de facilitar o parto e garantir a disponibilidade de camas para as mulheres recém-admitidas na sala de partos.

No entanto, isto contradiz o meu objetivo de ensinar aos estudantes de obstetrícia o que podem fazer para maximizar as oportunidades das mulheres de terem um parto saudável, com o mínimo de exposição a intervenções desnecessárias, e de terem histórias de parto positivas para partilharem com outras mulheres grávidas. Estas experiências deram origem às seguintes questões desafiantes: Como é que as parteiras estão a ajudar as mulheres nos momentos de dor e até que ponto são capazes de apoiar as mulheres e oferecer medidas de conforto às mulheres num "ambiente de parto médico"? Como é que é possível ajudar as parteiras estudantes a compreenderem as diferentes perspectivas sobre a dor e a serem agentes de mudança nos hospitais jordanos? Como é que posso preparar os estudantes para os futuros desafios da gestão da dor durante o trabalho de parto?

Também vi mulheres a lidar bem com a dor durante o parto em situações em que as parteiras ou os médicos as apoiaram e não interferiram com o seu progresso normal no trabalho de parto. Do mesmo modo, ouço frequentemente as mulheres dizerem que "algumas horas de dor são toleráveis, uma vez que vão poder ver, acariciar e beijar o seu bebé". Estas mulheres deram à luz naturalmente, confiando no seu corpo e na ajuda das suas parteiras. Outras mulheres têm menos confiança no seu corpo para lidar com as dores do parto, mas acreditam nos opiáceos para aliviar a dor. Entre elas estão as primíparas, as adolescentes, as mulheres sem educação pré-natal e as que não têm o apoio de parteiras na ausência de um acompanhante familiar. Aprendi a perguntar se as parturientes confiam na ajuda das parteiras para o alívio da dor. O que é que elas esperam das parteiras? Como é que as parteiras as podem ajudar durante o parto? Como é que as parteiras podem ajudar a aliviar as suas dores? Também é importante descobrir como é que elas percepcionam os cuidados obstétricos que lhes são prestados e como é que as parteiras podem satisfazer as necessidades de alívio da dor das mulheres?

Do ponto de vista científico, a eficácia e a segurança dos métodos de gestão da dor (farmacológicos e não farmacológicos) no parto foram resumidas numa revisão sistemática (Jones et al. 2012). A revisão encontrou mais estudos sobre intervenções farmacológicas do que sobre intervenções não farmacológicas. Foram identificados 15 métodos de gestão da dor utilizados durante o parto: placebo/sem tratamento, hipnose, biofeedback, injeção intracutânea ou subcutânea de água esterilizada, imersão em água, aromaterapia, técnicas de relaxamento (ioga, música, áudio), acupunctura ou acupressão, massagem, reflexologia ou métodos manuais, estimulação eléctrica nervosa transcutânea (TENS), analgesia inalada, medicamentos opióides ou não opióides, bloqueios nervosos anestésicos locais e epidural.

Além disso, esta revisão conclui que as provas disponíveis sobre os métodos farmacológicos de alívio da dor apoiam a eficácia destes métodos, mas que estão associados a mais efeitos adversos. A eficácia dos métodos não farmacológicos de alívio da dor não é clara, embora pareçam ser seguros para a mãe e para o bebé. É necessária mais investigação sobre os métodos não farmacológicos de alívio da dor. Por conseguinte, os investigadores sugerem que as mulheres devem sentir-se livres para escolher os métodos de alívio da dor que desejarem, tanto não farmacológicos como farmacológicos. Se as mulheres escolherem um método não farmacológico de alívio da dor, devem sentir-se livres, se necessário, para mudar para uma intervenção medicamentosa. Como parte de um programa de preparação para o parto, as mulheres devem ser informadas sobre a eficácia e os potenciais efeitos secundários de ambas as abordagens de controlo da dor (Jones et al, 2012).

Leap e Andersson (2004) descrevem dois modelos de atitudes das parteiras em relação à dor do parto, que são o modelo "trabalhar com a dor" e o modelo "alívio da dor". O modelo de alívio da dor baseia-se num conjunto de princípios que incluem a crença de que a dor do parto é desnecessária e deve ser evitada. Com base neste modelo, é oferecido às mulheres um menu de métodos farmacológicos de alívio da dor, incluindo os benefícios e os riscos da administração de cada método. A linguagem utilizada na comunicação com as mulheres sugere a necessidade de aliviar a dor de modo a permitir-lhes ultrapassar o trabalho de parto. Leap e Anderson (2004) salientaram que este modelo é promovido com o objetivo de controlar o ruído e o comportamento das mulheres durante o trabalho de parto. Também referiram que o modelo de alívio da dor é visível em contextos clínicos onde factores como a falta de continuidade dos cuidados, o desconhecimento das mulheres, a falta de pessoal, a estrutura hierárquica e o domínio médico têm um grande impacto no pessoal. O principal papel das parteiras neste modelo é oferecer alívio da dor às mulheres com base na sua escolha. Para dar às mulheres uma escolha informada, as parteiras apresentam-lhes um menu de métodos de alívio da dor e explicam os prós e os contras de cada método. A justificação para seguir o modelo de alívio da dor é aliviar os sentimentos de culpa em relação às parturientes e reduzir o ruído nas enfermarias de trabalho de parto.

Em contrapartida, o "modelo de trabalho com a dor" no trabalho de parto promove o parto normal e acredita nos seus benefícios a longo prazo. Baseia-se na perspetiva de que a dor é um elemento crucial da fisiologia do trabalho de parto normal. Este modelo pressupõe ainda que, se a parturiente receber o máximo de apoio e encorajamento, pode lidar com diferentes graus de dor no parto normal através da criação de um ambiente que aumenta a produção de endorfinas. As endorfinas são opiáceos naturais que aliviam a dor e que são gerados pelo corpo como reação natural à dor e a outros factores de stress. É nesta perspetiva que as parteiras desempenham um papel crucial na redução dos estímulos de dor nas mulheres e ajudam a libertar endorfinas (Leap & Anderson, 2004). Nesta perspetiva, o alívio médico da dor não é a primeira escolha, mas é utilizado quando as mulheres precisam dele.

A leitura do "modelo de trabalho com a dor" aumentou o meu interesse pelas atitudes das parteiras em relação à dor do parto, tanto do ponto de vista das parteiras como das mulheres. Como instrutora clínica, apercebi-me de que existe uma crença crescente entre as jordanas de que dar à luz é difícil e menos alegre sem o alívio da dor. Há outra crença de que ter analgésicos durante o trabalho de parto é mais prestigiante ou uma fonte de orgulho do que dar à luz sem medicamentos. Também assisti a partos traumatizados ou dramáticos, quando as mulheres não eram capazes de lidar com a dor e quando o alívio da dor causou mais danos do que benefícios, tanto para as mulheres como para os seus bebés. No modelo de obstetrícia exemplar, era necessário que os profissionais tomassem medidas para ajudar as mães, com base em três dimensões que incluem o profissionalismo terapêutico, cuidadoso e exemplar, a lidar com a sua dor, reduzindo-a ou gerindo-a (Kennedy 2000). Assim, se examinarmos as atitudes das parteiras de uma perspetiva diferente (trabalhar com a dor) da comum (alívio da dor), poderemos aprender algo de novo e explorar a atitude das parteiras em relação à dor na realidade (um contexto de parto medicalizado). Afinal, explorar a atitude das parteiras em relação à dor não é apenas importante para a Jordânia, mas também para outras partes do mundo. Tendo em conta o facto de que 75% dos partos na Europa (Francis 2011) e 7,8% dos partos hospitalares nos Estados Unidos da América (Martin et al. 2015) são assistidos por parteiras qualificadas.

Problema de investigação

A taxa de natalidade estimada em todo o mundo em 2016 é de 18,5 nascimentos/1.000 habitantes, 256 nascimentos por minuto ou 4,3 nascimentos por segundo (CIA 2017). Isto significa que o mundo deveria estar no bom caminho para alcançar os 17 Objectivos de Desenvolvimento Sustentável (2030) para melhorar os cuidados maternos, reconhecendo que a experiência das mulheres com a dor do parto é um passo primordial para melhorar os cuidados maternos (ONU 2015). As experiências positivas de parto deixam recordações agradáveis e prazerosas (Leeman et al. 2003). Muitos estudos relataram a insatisfação das mães com a sua experiência de parto (Srivastava et al. 2015; Jepsen & Keller 2014; Mohammad et al. 2014; Naghizadeh et al. 2013; Hatamleh et al. 2012; Khresheh e Barclay 2010; Abdel Ghani & Berggren. 2011; Oweis 2009; Nilsson & Lundgren. 2007; Christiaens & Bracke. 2007; Rudman, El-Khouri & Waldenstrom, 2007; Harriot et al. 2005; Hodnett. 2002). Os estudos indicam que há muitas razões para a insatisfação: parto doloroso, falta de controlo durante o parto, falta de envolvimento na tomada de decisões, negligência, complicações médicas e fadiga. Em todos os estudos, a razão dominante para a insatisfação foi a experiência de um parto doloroso acompanhado de sentimentos negativos de "ansiedade e medo".

Na Jordânia, tal como em muitos outros países, a maioria das mulheres jordanas dá à luz em hospitais públicos, e verificou-se que muitas destas mulheres consideravam o seu parto doloroso e difícil, não estavam satisfeitas com a experiência do parto, tinham pouco controlo durante o parto e tinham um medo real resultante de experiências anteriores de parto que incluíam intervenções médicas, como a episiotomia e a indução do parto (Abushaikha 2007; Hatamleh et al. 2012; Oweis 2009; Oweis & Abushaikha 2004; Oweis & Abushaikha 2005). Owies (2009) concentra-se em documentar a perceção das mulheres sobre a sua experiência de parto em ambientes de maternidade. Owies constatou que a maioria das mães considerava o seu parto doloroso e difícil, não estava satisfeita com a experiência do parto e tinha pouco controlo durante o parto. No estudo de Owies, as mulheres que relataram grande satisfação com o parto e controlo durante o parto referiram que o seu parto foi assistido por uma parteira ou por uma parteira e um obstetra. Owies não explora este aspeto relatado em profundidade ou enfatiza a sua importância, mas são as "percepções e expectativas das mulheres em relação às parteiras" que precisam de ser exploradas.

Na sua conclusão, Oweis defende que a revisão das políticas e o planeamento de estratégias são úteis para reduzir a insatisfação com o parto. Normalmente, a revisão das políticas e dos procedimentos é considerada como um fenómeno a nível político. Em vez disso, temos de questionar o papel das parteiras e as suas atitudes no contexto do parto na Jordânia. De acordo com o Jordanian Nursing Council JNC (2006), as parteiras jordanas são as principais responsáveis pelos partos normais nos hospitais públicos, onde a maioria das mulheres dá à luz. O papel das parteiras durante o trabalho de parto consiste em ajudar as mulheres a lidar com as dores do parto ou a aliviá-las. Tendo em conta este papel, espera-se que as parteiras jordanas sejam capazes de prestar o apoio necessário às parturientes e de cuidar das percepções das mulheres sobre a experiência da dor. No entanto, as mulheres continuam a manifestar insatisfação com o parto e a esperar um parto doloroso, apesar de tomarem analgésicos e de o seu parto ser assistido por parteiras. No entanto, nada se sabe sobre a atitude das parteiras em relação à dor e se essa atitude é considerada uma questão importante para além da perceção e das expectativas negativas das mulheres em relação ao parto num contexto de nascimento na Jordânia. As provas disponíveis também não têm em conta a atitude das parteiras em relação à dor e a sua relação com as expectativas e percepções da dor por parte das mulheres. Por conseguinte, é necessário explorar as atitudes das parteiras em relação à dor antes de se fazer qualquer tentativa de rever políticas, planear novas estratégias e/ou mudar a prática no futuro. Esta é uma das principais preocupações das parteiras, dos formadores de parteiras, dos administradores hospitalares e dos decisores políticos, se se quiser garantir a qualidade dos cuidados. Estas são as razões pelas quais esta investigação está a ser realizada.

Objetivo da investigação

O objetivo desta tese é explorar a atitude das parteiras em relação à dor de parto, centrando-se nos conhecimentos e atitudes das parteiras, nas expectativas das mulheres em relação às suas parteiras, na perceção que as mulheres têm dos cuidados prestados pelas parteiras e na possível associação entre a perceção das mulheres e os conhecimentos das parteiras. O cenário são as parteiras jordanas que trabalham nas enfermarias de parto e as mulheres que dão à luz na Jordânia. A perspetiva da dor do parto é influenciada pelo modelo de trabalho com a dor (Leap & Aandersson 2004; Walsh 2007) e pelo modelo exemplar de obstetrícia (Kennedy 2000). Tendo em conta as questões de investigação deste projeto de pesquisa, os objectivos incluem, portanto, a apresentação de dados sobre (1) o perfil demográfico das parteiras inquiridas; (2) os conhecimentos e atitudes das parteiras inquiridas em relação à dor de parto; (3) as expectativas e percepções das atitudes das parteiras jordanas em relação à dor de parto, do ponto de vista das mulheres jordanas grávidas; e (4) a relação entre a perceção das mulheres jordanas sobre a atitude das parteiras e os conhecimentos das parteiras jordanas sobre a dor de parto.

Questões de investigação

Esta investigação foi concebida para responder a quatro questões de investigação quantitativa (na fase quantitativa) e a três questões de investigação qualitativa (na fase qualitativa) com base na revisão da literatura apresentada no capítulo dois. A principal questão de investigação é: será que as atitudes das parteiras jordanas em relação à dor de parto podem ser exploradas através da investigação dos seus conhecimentos e atitudes relativamente ao modelo de trabalho com a dor de parto e das expectativas e percepções das parturientes jordanas em relação às parteiras que as assistem? A investigação foi orientada pelas seguintes questões quantitativas específicas:

1. Quais são os conhecimentos das parteiras jordanas sobre a dor de parto?
2. Qual é a atitude das parteiras jordanas em relação às dores de parto?
3. Que expectativas têm as mulheres jordanas grávidas em relação às suas parteiras?
4. As percepções das mulheres jordanas estão significativamente relacionadas com o nível de conhecimentos das parteiras jordanas sobre a dor do parto?

Os objectivos da fase qualitativa eram, em primeiro lugar, interpretar os conhecimentos e as atitudes das parteiras em relação à dor do parto, tal como vividos pelas parteiras que responderam aos nossos inquéritos de investigação, e, em segundo lugar, interpretar as percepções e expectativas das mulheres jordanas em relação às suas parteiras, com especial incidência nas atitudes das parteiras em relação à dor do parto. As perguntas da investigação qualitativa eram as seguintes:

1. Como é que as parteiras jordanas vivenciam o trabalho com a dor das mulheres durante o parto?
2. Como é que as mulheres jordanas percepcionam as atitudes das suas parteiras em relação à dor do parto?
3. Como é que as mulheres jordanas esperam as atitudes das suas parteiras em relação à dor do parto?

Capítulo 2
Revisão da literatura

Introdução

Neste capítulo, é apresentada e discutida uma revisão pormenorizada da literatura sobre a dor do parto. A primeira parte do capítulo descreve as perspectivas sobre a dor, incluindo: perspetiva fisiológica; perspectivas psicológicas; perspetiva da parteira. O facto de existirem diferentes perspectivas sobre a dor do parto representa a sua complexidade. A segunda parte do capítulo discute os diferentes métodos utilizados para avaliar e gerir a dor do parto, e como lidar com a dor do parto com base em diferentes perspectivas. A última parte do capítulo descreve as experiências, as expectativas e as percepções das mulheres.

Perspetiva fisiológica

Em termos médicos, existem duas categorias de dor, incluindo a nociceptiva e a neuropática (Macintyre & Schug 2007). Em termos médicos, de acordo com Macintyre e Schug (2007), a primeira categoria de dor é a dor nociceptiva - uma categoria comum registada em contextos clínicos. Este tipo de dor ocorre devido a trauma, lesão dos tecidos ou inflamação que estimula as terminações nervosas sensoriais chamadas nociceptores.

Existem receptores sensoriais que respondem a estímulos no corpo humano - é esta ação sensorial que leva à dor nos seres humanos. A quantidade e a natureza da dor sentida durante o parto estão diretamente relacionadas com a frequência, a duração e a intensidade das contracções uterinas (Dixon, Skinner & Foureur 2013). À medida que o bebé desce durante o parto, o miométrio retrai-se e o colo do útero dilata-se, aumentando o nível de dor sentido pela futura mãe. Para além disso, a pressão sobre os intestinos e as partes do corpo pélvico também provoca dor. Durante o parto, há contracções e movimentos substanciais no colo do útero que levam à dor (Dixon, Skinner & Foureur 2013). Os músculos destas regiões contraem-se, exercendo pressão sobre o colo do útero - o que é traduzido em dor pelo sistema nervoso. Os movimentos geram estímulos mecânicos e químicos que são percepcionados pelo corpo como dor através do sistema nervoso central.

Macintyre e Schug (2007) também descreveram dois tipos de dor nociceptiva: a dor somática e a dor visceral. A dor somática pode ser sentida como uma dor aguda, quente ou pungente, localizada na área da lesão. A dor visceral é uma dor surda, com cãibras ou cólicas, mal localizada. A dor visceral pode também referir-se a outras áreas, com sintomas associados, como náuseas e vómitos. A segunda categoria é a dor neuropática. Resulta de lesões graves, como no parto, como referido por Wong et al (2003), ou de doenças que afectam o sistema nervoso periférico ou central (Macintyre & Schug 2007). A lesão leva ao desenvolvimento de sensibilização central e hiperexcitabilidade dos nervos periféricos danificados. Por conseguinte, o doente pode sentir perda sensorial, fraqueza motora, anomalias do esfíncter intestinal ou da bexiga, alteração dos reflexos, dor na zona da perda sensorial, alteração da cor, temperatura e textura da pele e sudação. A dor resultante responde frequentemente mal ao tratamento farmacológico (opiáceos). A dor neuropática pode fazer parte da dor aguda após uma cirurgia ou um traumatismo grave. A dor neuropática, tal como referido anteriormente, resulta de uma lesão ou doença dos nervos (Macintyre & Schug 2007). Durante o parto, pode ocorrer lesão neurológica; no entanto, a sua gravidade e permanência são raras (Wong et al. 2003). As mulheres nulíparas que passam por uma segunda fase prolongada do trabalho de parto têm maior probabilidade de sofrer lesões nervosas no pós-parto (Wong et al. 2003).

Wong (2009) salientou que, durante o parto, a primeira e a segunda fases do trabalho de parto representam e correspondem a dois tipos diferentes de dor. O primeiro tipo de dor sentida durante a primeira fase do trabalho de parto ocorre devido às contracções uterinas que levam à dilatação do colo do útero. Esta dor é consequentemente visceral, correspondendo a sensações de distensão mecânica do colo do útero e do segmento uterino inferior. Estas sensações são transmitidas através da raiz nervosa L10 e são frequentemente sentidas como dores nas costas. O segundo tipo de dor é sentido durante a segunda fase do trabalho de parto e ocorre devido à distensão acentuada do útero e do colo do útero, ao estiramento das estruturas do pavimento pélvico e à descida da cabeça do feto. Ao contrário do que acontece na primeira fase, a dor na segunda fase do trabalho de parto é uma dor localizada/somática (Gupta Gupta, Kumar & Singhal, 2006). Wong (2009) esclareceu que este tipo de dor é sentido através da distribuição do nervo pudendo. A partilha de histórias positivas e indolores de mulheres que já tiveram um parto espontâneo tranquilo pode encorajar as mulheres com a sua primeira gravidez a preferir o parto vaginal (Beigi et al. 2010). Quando as mulheres e os prestadores de cuidados abordam o processo com uma atitude positiva, é mais provável que a dor seja percepcionada de forma diferente do que numa situação em que as futuras mães têm atitudes negativas (Whitburn et al. 2014)

Uma perspetiva médica da dor pode ser relacionada com o modelo de "alívio da dor", que se baseia na crença de que as mulheres não devem sofrer dores de parto, o que significa que devem ser utilizadas intervenções farmacológicas para as aliviar. Este modelo oferece à mulher um "menu de alívio da dor" que lhe permite tomar decisões informadas sobre a melhor intervenção. Existe também a convicção de que as mulheres não conseguem ultrapassar o trabalho de parto sem intervenções para aliviar a dor (Leap et al. 2010). O modelo também refere que os prestadores de cuidados são induzidos a oferecer intervenções quando vêem e ouvem o barulho e a agonia dos pais que estão a entrar em trabalho de parto (Leap et al. 2010).

A literatura mostra que a sensibilização, as opiniões, as expectativas e a utilização de métodos de alívio da dor são uma preocupação entre as mulheres no período pré-natal (James, Prakash & Ponniah 2012; To 2007; Mugambe et al. 2007). Por exemplo, um estudo realizado num hospital privado indiano revelou que 65% das mulheres no período pré-natal esperavam um parto doloroso; mais de metade das mulheres (51%) apoiavam a utilização de analgésicos, 24% achavam que não havia necessidade de alívio da dor, enquanto as restantes 25% não tinham opinião sobre o assunto (James, Prakash & Ponniah, 2012). As que optaram por usar analgésicos deram razões como ter um parto confortável, para aliviar o stress e também para ganhar confiança. Por outro lado, as pacientes que optaram por não utilizar o alívio da dor apresentaram razões como o facto de ser normal sentir dor durante o parto, de não haver dor nem ganho, e outras receavam que a criança pudesse ser afetada (James, Prakash & Ponniah 2012).

Outro estudo efectuado em Hong Kong em oito unidades hospitalares de obstetrícia revelou que: 47% das doentes tinham sido devidamente informadas sobre a analgesia epidural e apenas 13% optaram por a utilizar. 85% das doentes que utilizaram analgesia epidural consideraram-na favorável. Além disso, o estudo revelou que a maioria das pacientes não estava familiarizada com o papel da analgesia epidural na gestão da dor do parto (To, 2007). Na África do Sul, um estudo semelhante realizado no Hospital Cecilia Makiwane revela que 56,3% das inquiridas conheciam os analgésicos, 51,7% esperavam ter dores ligeiras durante o parto e 55,7% tiveram dores fortes durante o parto anterior (Mugambe et al. 2007). Um grande número de inquiridas (83,4%) manifestou pouca ou nenhuma confiança nos analgésicos. Pelo contrário, 99,3% eram da opinião de que o pessoal do hospital desempenha um papel importante no alívio da dor durante o parto (Mugambe et al. 2007).

Perspectivas psicológicas

De acordo com Linton e Shaw (2011), a dor é uma experiência subjectiva, embora seja uma experiência natural do corpo. A reação dos indivíduos à dor pode estar associada às suas experiências anteriores. O trabalho de Linton e Shaw (2011) centrou-se na atenção como um fator importante que determina a forma como a dor é percebida. A atenção ao estímulo nocivo em que a dor é percepcionada como aguda, intensa ou invulgar pode afetar a forma como os doentes sentem a dor. No que diz respeito à interpretação, os processos cognitivos, as crenças e atitudes, as expectativas e as emoções são alguns factores importantes (Linton & Shaw 2011). Relativamente aos processos cognitivos, é relevante compreender que estes processos são importantes para a forma como percepcionamos um pequeno estímulo, como uma pressão ligeira ou uma dor intensa, como sendo pouca ou nenhuma dor. Quanto às emoções, a raiva, o medo, a depressão e a frustração podem afetar a forma como o doente percepciona a dor.

Alguns modelos psicológicos importantes da dor incluem o modelo de evitamento do medo, o modelo de aceitação e compromisso e o modelo de resolução de problemas mal direccionada. No modelo de evitamento do medo, considera-se que a dor se desenvolve a partir de interpretações cognitivas da dor como uma ocorrência negativa ou ameaçadora, o que desencadeia comportamentos de evitamento (Linton & Shaw 2011). Neste modelo, o medo da dor é frequentemente percepcionado como sendo mais grave ou incapacitante do que a própria dor. No modelo de aceitação e compromisso, os doentes são incentivados a evitar actividades que controlem ou evitem a dor e, em vez disso, a concentrarem-se em actividades que acrescentem valor às suas vidas. Essencialmente, os doentes são encorajados a aceitar a dor, o que conduzirá a uma redução do sofrimento emocional e a um melhor desempenho físico.

Num estudo realizado em enfermarias de parto suecas, os autores observaram que a dor é um aspeto importante do parto. O estudo também descobriu que a dor é discutida nas enfermarias de parto, mas de uma forma não estruturada (Bergh et al. 2015). Neste artigo, os autores concluem que, quando os profissionais respondem à dor do parto de uma forma compreensiva e profissional, a sensação de controlo e de empoderamento aumenta nas mulheres (Bergh et al. 2015). Isto reforça o facto de que a dor do parto é psicológica, e é por isso que as mulheres em trabalho de parto se sentem melhor quando são bem tratadas pelos profissionais. Outro estudo realizado com mulheres ganesas mostrou que o apoio emocional e físico era importante para ajudar a lidar com a dor (Ampofoa & Caineb 2015). A conclusão de que o apoio emocional é necessário reforça a ideia de que as mulheres precisam de se sentir cuidadas a nível psicológico. Este estudo também observou que as mulheres viam o parto como um período doloroso que precisava de ser suportado (Ampofoa & Caineb 2015). Isto significa que elas estavam psicologicamente preparadas para enfrentar a dor e acabar com o sofrimento. Por conseguinte, é lógico concluir que a dor do parto tem aspectos psicológicos e que estes precisam de ser abordados para aliviar a dor.

Num estudo que examinou o papel da mente ao lidar com a dor do parto, Whitburn et al (2014) descobriram que o estado mental da mulher é importante para o processo e define o ritmo dos processos cognitivos e avaliativos que dão significado à experiência da dor. Neste estudo, as mulheres apresentavam um estado de espírito concentrado e recetivo ou um estado de espírito distraído e com pensamentos negativos e de auto-julgamento. Também se verificou que as mulheres podiam alternar entre estes dois estados de espírito e que o estado de espírito exibido pela doente controlava a sua experiência de dor de parto. Em suma, é o estado psicológico da mente que dá significado à dor de parto, o que indica que a dor tem perspectivas psicológicas que podem determinar o seu significado e gravidade. Além disso, Jones et al (2015) observaram que as mulheres solicitavam modelos de avaliação da dor que tivessem uma escala expansível para acomodar mudanças progressivas na sua perceção de dor extrema. Esta constatação indica que, à medida que o estado psicológico das mulheres muda, também muda a sua perceção da dor. Isto mostra que existe uma ligação direta entre o estado psicológico e a dor sentida. Em conclusão, com base nos modelos acima referidos e na revisão dos artigos, a dor tem perspectivas psicológicas. O estado de espírito determina a forma como as parturientes percepcionam o significado e a extensão da dor. Uma simples mudança no estado de espírito pode alterar a forma como a doente encara a dor.

É também de salientar que as perspectivas de atitude são fundamentais na área da dor durante o trabalho de parto - podem afetar a forma como a dor é percebida. Por um lado, o modelo "trabalhar com a dor" baseia-se na crença de que o parto normal traz benefícios substanciais a longo prazo para as vidas e experiências das mulheres (Leap et al. 2010). O modelo afirma que a dor desempenha um papel importante em todo o processo, permitindo que a mulher se mantenha alerta e perceba que está prestes a dar à luz. A dor do parto não significa que algo está errado, mas sim que o processo de parto está a decorrer (Flink et al. 2009). A dor também motiva a mulher a preparar-se para a experiência e as neuro-hormonas também são despoletadas pela dor (Leap et al. 2010). Também vale a pena considerar que a dor faz a transição da futura mãe para a maternidade, à medida que ocorrem os processos psicológicos, químicos e biológicos (Hughes et al. 2009).

Perspetiva das parteiras

Lundgren e Dahlberg (2002) analisaram a experiência das parteiras no apoio às mulheres e a forma como estas percepcionam a dor. O estudo concluiu que as parteiras devem trabalhar no sentido de se tornarem "acompanhantes ancoradas". Como acompanhante ancorada, as parteiras prestam apoio emocional, psicológico e físico, bem como estabelecem relações com as mulheres baseadas na confiança mútua. Significa também que as parteiras devem estar disponíveis para as mulheres, seguir os seus padrões de pensamento e ser um parceiro que escuta e cuida durante o trabalho de parto. Essencialmente, as parteiras devem observar constantemente as mulheres em trabalho de parto e estar devidamente preparadas para as ajudar a lidar com a dor quando necessário (Lundgren & Dahlberg 2002).

Kirkham e Stapleton (2000) indicaram que as experiências das parteiras são significativamente influenciadas, muitas vezes de forma negativa, pela atual prática da obstetrícia no sistema de saúde em Inglaterra. Observa-se que o sistema de saúde promove cuidados centrados na mulher, enquanto as necessidades das parteiras não são atendidas. Hunter (2001) observou que equilibrar emoções tão contraditórias é muitas vezes cansativo e acaba por criar trabalho emocional. Além disso, o aspeto da dor pode, por vezes, criar emoções para as parteiras. Por exemplo, as parteiras acabam por partilhar os seus sentimentos, uma vez que estão constantemente com mulheres que sentem dores. Este facto pode muitas vezes ser uma fonte de desconforto para as parteiras.

Waldenstrom (1998) estudou as atitudes das parteiras suecas relativamente aos métodos de analgesia obstétrica e à utilização geral da anestesia em obstetrícia. Os resultados deste estudo revelaram que 62% das parteiras classificaram o método farmacológico de alívio da dor como comum na Suécia, em comparação com os métodos não farmacológicos. A anestesia epidural foi classificada pelas parteiras como a forma mais eficaz de analgesia; a epidural aumenta a taxa de extração do vácuo e a petidina encurta a duração do trabalho de parto. O investigador também indicou que as parteiras em geral acreditam em métodos psicológicos para reduzir a dor, sendo a principal preocupação a prestação de apoio profissional. O instrumento de investigação utilizado em Waldenstrom (1998) foi um questionário construído que perguntava sobre as atitudes das parteiras relativamente ao efeito analgésico do entonox, da petidina, da analgesia epidural, do bloqueio paracervical e do bloqueio pudendo. Para este questionário, foi utilizada uma pontuação de sete graus que vai de "muito eficaz" a "muito ineficaz", com "neutro" no meio da escala. Este questionário avalia as atitudes das parteiras relativamente aos métodos farmacológicos de alívio da dor e não os conhecimentos e atitudes das parteiras relativamente à dor do parto.

Surgiram três categorias de abordagem das parteiras ao alívio da dor (McCrea et al. 1998). A primeira categoria é a do "profissional frio". As parteiras desta categoria forneceram informações sobre os métodos de alívio da dor, os seus benefícios e riscos, responderam às necessidades de alívio da dor das mulheres como parte do seu trabalho; não se envolveram na tomada de decisões e trabalharam "para" as mulheres em vez de trabalharem "com" as mulheres. A abordagem da parteira nesta categoria foi vista como sendo influenciada pela classe social das mulheres. A segunda categoria é a dos "cuidados desorganizados". Nesta abordagem, as parteiras forneciam informações com base nas necessidades das mulheres; as parteiras não ouviam ativamente as mulheres e demonstravam uma falta de cuidados contínuos e uma falta de presença junto das mulheres em trabalho de parto. Esta abordagem parece ser influenciada pelas opiniões e experiências pessoais das parteiras (Mccrea et al. 1998). A terceira categoria é a do "profissional caloroso". As parteiras demonstraram fornecer informações adequadas às mulheres, encorajaram-nas quando a dor do parto se intensificou, ouviram-nas atentamente, deram apoio emocional e envolveram as mulheres como parceiras na tomada de decisões (McCrea et al. 1998). O método de observação utilizado por McCrea et al (1998) melhorou a compreensão das abordagens das parteiras à dor do parto e a observação das atitudes das parteiras que são tidas como garantidas.

Mander (2010) salientou que a dor do parto é a questão mais desafiadora na obstetrícia atual, que tem de ser enfrentada pelas parteiras, pelas mulheres e pelas instituições de parto. As parteiras são responsáveis por ajudar as mulheres a lidar com a dor. As mulheres estão a lidar com a dor aprendendo o que fazer com a mente e o corpo durante as contracções, o que alivia a dor das mulheres, reduz o medo e facilita o parto. Por conseguinte, é importante que as instituições dêem formação ao pessoal médico, de obstetrícia e de enfermagem para reduzir ou gerir a dor. Na Jordânia, as parteiras são as principais responsáveis por ajudar as mulheres com dores e foram incumbidas de assistir aos partos normais nos hospitais públicos, aos quais a maioria das mulheres recorre para dar à luz. No entanto, os estudos efectuados na Jordânia mostram que a maioria das mulheres tem fortes receios resultantes de experiências de parto que incluíram intervenções médicas, como a episiotomia e a indução do parto (Abushaikha 2007; Hatamleh et al. 2012; Oweis 2009; Oweis & Abushaikha 2004; Oweis & Abushaikha 2005). Num estudo, Oweis (2009) descobriu que 91% das mulheres inquiridas, provenientes de três centros de saúde primários da Jordânia, tiveram partos normais, com 36,7% dos partos assistidos por obstetras e a restante percentagem assistida por parteiras. O estudo revelou ainda que mais de metade das mulheres (55,4%) recebeu analgésicos (os tipos de analgésicos não foram mencionados neste estudo). No entanto, apenas 16,4% das mulheres consideraram a intervenção muito eficaz e 31% das mulheres consideraram o alívio da dor algo eficaz.

O modelo "trabalhar com a dor" orienta as parteiras no sentido de ajudarem as parturientes a lidar com o seu desconforto em relação à dor (Leap & Anderson 2008). Este modelo também exige que as parteiras estejam conscientes da sua própria abordagem à dor (Leap & Anderson 2008). Por conseguinte, parece haver uma ligação com o modelo de obstetrícia, em que as parteiras têm de trabalhar para satisfazer as necessidades físicas, psicológicas e sociais da mãe. O modelo exige que as mulheres recebam educação e conhecimentos suficientes sobre todas as áreas do processo de gravidez. A educação, os cuidados parentais, o aconselhamento e a assistência durante o trabalho de parto e o parto são também necessários para ajudar as mães.

Karlsdottir, Halldorsdottir e Lundgren (2013) descrevem outro modelo de gestão da dor no parto. Referem-se a este modelo como "o paradigma da mulher grávida". Neste modelo, a mulher é vista como responsável pelo processo de parto, enquanto a parteira e outros profissionais de saúde são vistos como tendo um papel de apoio durante a desafiante viagem sem retorno através da dor do parto. Ter uma "boa parteira" (p.7), que criou uma atmosfera calorosa, segura e propícia, fez com que as mulheres se sentissem seguras e permitiu-lhes gerir a dor durante o trabalho de parto. De acordo com as mulheres deste estudo, a presença de um parceiro que as apoie, que compreenda as suas necessidades e as encoraje, foi crucial na gestão das dores de parto. Karlsdottir et al (2013) sugerem mais investigação para esclarecer a importância do "paradigma da mulher grávida".

Avaliação e gestão da dor do parto

A avaliação da dor é o primeiro passo para uma gestão adequada da dor

(Glowacki 2015). Por definição, a avaliação da dor consiste na obtenção de informações sobre a natureza e o nível da dor sentida, tendo em conta os indicadores de saúde e as informações fornecidas pelo doente (Glowacki 2015). O estado clínico, os auto-relatos, a idade, a história de dor, o peso e a medicação tomada são considerados na avaliação da dor (Glowacki, 2015). É também de salientar que o relato verbal do doente (auto-relato) é considerado o indicador mais fiável do nível de dor (Martensson & Bergh 2011). Uma vez avaliada a dor e estabelecida a sua intensidade e natureza, podem ser utilizadas abordagens farmacológicas e (ou) não farmacológicas para minimizar ou aliviar a dor - a isto chama-se gestão da dor (Callister 2003).

A avaliação e reavaliação exactas da dor aguda, como a dor do parto, é a chave para o sucesso do tratamento da dor (Breivik et al. 2008). Utilizando uma escala visual analógica e uma escala de classificação numérica, Breivik et al (2008) indicaram que a dor aguda pode ser avaliada tanto em repouso como durante o movimento, e que a escala visual analógica e a escala de classificação numérica são igualmente sensíveis e superiores a uma escala de classificação categórica verbal de quatro pontos. Os autores também salientaram que a escala de classificação numérica de 0-10 ("sem dor" a "pior dor") é mais prática do que outras escalas e pode determinar com exatidão a intensidade da dor.

Um estudo realizado por Wei et al (2010) que examinou a utilização de uma escala analógica na avaliação de mulheres com dor de parto concluiu que, no entanto, a escala analógica não tem sido amplamente utilizada na avaliação da dor de parto. Os autores referem que a utilização da escala analógica pode ter um efeito de teto e produzir resultados inconsistentes. O efeito de teto ocorre quando o método atinge o seu nível máximo de medição, de tal forma que não se mede mais dor do que a percebida. Nesta altura, os resultados deste método não são consistentes. A investigação afirmou ainda que não existe um padrão de ouro para medir a dor durante o parto. Martensson e Bergh (2011) observaram que a escala visual analógica é a ferramenta mais utilizada para avaliar a dor durante o trabalho de parto e confirmaram que é tão fiável como os relatos verbais das parturientes. Num estudo mais recente realizado por Jean et al (2013) que avaliou a dor em mulheres durante o trabalho de parto utilizando a pupilometria, observou-se que a pupilometria é uma ferramenta eficaz de avaliação da dor para mulheres em trabalho de parto que não eram comunicativas. As alterações observadas no diâmetro da pupila em resultado da contração do útero podem ser utilizadas como um bom indicador do nível de dor experimentado.

Normalmente, pede-se aos doentes que avaliem os seus níveis de dor em repouso. A avaliação da dor durante a atividade física, como a mobilidade e a respiração profunda, é considerada um forte indicador da eficácia analgésica. Por conseguinte, as parteiras avaliam a dor tanto em repouso como em atividade. Têm também de avaliar o nível de dor durante o período de tratamento. A frequência da avaliação depende do método escolhido para o alívio da dor e da resposta da cliente. Uma dor mal controlada indica a necessidade de uma avaliação frequente e de uma observação atenta (Macintyre & Schug 2007; ICSI 2008).

Existem diferentes métodos de gestão da dor com base nas diferentes perspectivas sobre a dor. O trabalho de Adams et al (2015) assinalou a importância da utilização de técnicas farmacológicas e não farmacológicas na gestão da dor do parto. Os métodos farmacológicos permitem às mulheres grávidas gerir a sua dor. Alguns deles são utilizados para aliviar a dor e podem incluir bloqueios epidurais e espinais. Os métodos não farmacológicos podem aliviar a dor durante o parto. O movimento e o posicionamento da mãe, o toque e a massagem, os banhos quentes e o apoio contínuo ao parto podem ajudar a gerir a dor do parto (Leeman et al. 2003). Também é possível aplicar a acupunctura e outras técnicas de autoajuda, como a visualização, o relaxamento e a respiração, para aliviar a dor do parto (Peart 2008).

Uma meta-análise efectuada por Chaillet et al (2014) constatou a eficácia das abordagens não farmacológicas para o alívio da dor durante o trabalho de parto. Os autores concluíram que as abordagens não farmacológicas para o alívio da dor do parto podem ajudar as mulheres a lidar com a dor do parto, contribuindo para uma redução das intervenções médicas e beneficiando as mulheres e os bebés sem causar danos (Chaillet et al. 2014). Especificamente, as abordagens não farmacológicas (imersão em água, massagem, deambulação, posições) e o controlo inibitório nocivo difuso (acupressão, acupunctura, estimulação eléctrica e injecções de água) são vistos como métodos eficazes (Demir 2012). Estes estão associados a uma redução da analgesia epidural, reduzindo a dor do parto e aumentando a satisfação materna. Por outro lado, Chaillet et al (2014) observaram que as abordagens não farmacológicas (educação, desvio de atenção e apoio) estão associadas a um aumento da epidural, parto instrumental, uso de ocitocina, duração do trabalho de parto, reanimação neonatal e menor satisfação com o parto. Chaillet et al (2014) também descobriram que o método mais eficaz das abordagens não farmacológicas para o alívio da dor é o apoio contínuo, que reduz as intervenções obstétricas. Numa revisão crítica das experiências da maioria das mulheres que gerem a dor, a principal conclusão foi que a dor do parto é uma experiência multifacetada e complexa que também é considerada universal (Van der Gucht & Lewis 2015).

A American Society for Pain Management Nursing (ASPMN) (2012) descreve um objetivo estratégico que apela à "melhoria contínua da base de conhecimentos dos actuais e futuros prestadores de cuidados de saúde" como uma educação clínica que garante uma gestão eficaz da dor. A gestão da dor de parto é importante no contexto maternal do nascimento, uma vez que a dor de parto é complicada e requer avaliação, reavaliação e observação constante por parte das parteiras. Isto significa que as parteiras têm um papel importante a desempenhar, especialmente no que respeita à gestão da dor. No entanto, foram identificadas três barreiras principais ao sucesso da gestão da dor (Soyannwo 2010; Mander 2010; Fergusson et al. 2010). Em primeiro lugar, é importante observar que o pessoal médico pode ter dificuldades em lidar com as mulheres com dor, mas isso depende mais uma vez da estrutura de cuidados, da formação, da experiência e das atitudes do pessoal. Esta barreira é agravada pela intolerância das parteiras a ambientes de parto ruidosos. Os prestadores de cuidados de saúde reconhecem que o trabalho de parto e a dor que lhe está associada são uma experiência universal para todas as futuras mães (Leeman et al. 2003). Fergusson et al (2010) afirmam que a maioria das parteiras tolera e lida com as mulheres e com a reação das mulheres que estão em trabalho de parto. As parteiras devem diferenciar entre a dor fisiológica do parto que requer a sua presença e a dor patológica do parto que requer tratamento farmacológico para evitar complicações indesejadas. Em segundo lugar, é importante que as parteiras conheçam e compreendam o significado da dor de parto. Se as parteiras fossem capazes de interpretar a dor, isso facilitaria os cuidados de apoio e a satisfação das mulheres a longo prazo. O que é solidário e eficaz para as mulheres pode ser um pouco mais frustrante para outras. Em terceiro lugar, há a falta de aspectos não observados e não registados das práticas obstétricas, particularmente a dor, uma vez que é a intervenção mais controlável no trabalho de parto. As intervenções de obstetrícia têm de ser observadas, com a adoção de práticas baseadas na evidência como melhores práticas para a prestação de cuidados de obstetrícia, sendo necessárias intervenções educativas (Soyannwo 2010; Mander 2010; Fergusson et al. 2010; Shaban et al. 2011; The Royal College of Midwives 2012).

Klomp et al (2014) enfatizaram que as parteiras têm de conhecer as abordagens de gestão da dor adoptadas pela maioria das mulheres, a fim de ajudar as mulheres a lidar com a sua dor durante o parto. As três abordagens de gestão encontradas em Klomp et al (2014) são: a abordagem natural pragmática, a abordagem deliberadamente desinformada e a abordagem planeada de alívio da dor. A abordagem pragmática natural é utilizada por mulheres que estão confiantes na sua capacidade de lidar com a dor do parto sem necessidade de alívio da dor se o parto estiver a progredir normalmente, mas que, ao mesmo tempo, valorizam o alívio farmacológico da dor quando necessário. A abordagem deliberadamente desinformada é utilizada por mulheres que querem receber informação com moderação e preferem observar como as coisas correm. A abordagem de alívio planeado da dor é implementada por mulheres que precisam definitivamente de ter alívio da dor no início do parto.

O parto é suposto ser um processo normal, mas, do ponto de vista médico, a dor associada pode ser tão intensa que é necessário aliviar a dor. A analgesia epidural é o método de alívio da dor mais utilizado durante o parto. Trata-se de uma "técnica de bloqueio do nervo central conseguida através da injeção de um anestésico local perto dos nervos que transmitem a dor" (Hitzeman et al. 2012, p. 242). A analgesia epidural é considerada a forma mais eficaz de alívio da dor durante o trabalho de parto, mas os seus efeitos na evolução do trabalho de parto e nos resultados obstétricos continuam a ser discutíveis (Nafisi, 2006; Bhattacharya, Wang & Knox 2006; Anu et al. 2011). Anu et al (2011) salientaram que, apesar de a analgesia epidural ser eficaz, as mulheres que a utilizam correm um risco elevado de ter um parto instrumental. No entanto, uma revisão dos efeitos da analgesia do trabalho de parto e dos resultados obstétricos (Cambic & Wong 2010) mostrou que a analgesia epidural lombar tinha um efeito mínimo no parto espontâneo, uma vez que não prolonga a duração do trabalho de parto; não aumenta o aumento da ocitocina; não aumenta as taxas de partos assistidos por vácuo ou cesarianas; e não afecta as pontuações de APGAR neonatais.

Ullman et al (2010), ao analisarem ensaios aleatórios controlados sobre opiáceos parenterais para o alívio da dor durante o parto, revelaram que estes proporcionavam alívio da dor, embora uma determinada proporção de participantes sentisse dor moderada e satisfação moderada com a analgesia, enquanto outros sentiam dor intensa mesmo após a sua utilização. O estudo também estabeleceu que os opiáceos também têm vários efeitos secundários nas mães, nomeadamente vómitos, náuseas e sonolência. Além disso, o estudo revela que diferentes tipos de fármacos têm efeitos secundários diferentes nas parturientes, embora não haja provas claras de que o fármaco tenha efeitos adversos nos recém-nascidos. Noutro estudo realizado por Anu et al (2011), os efeitos secundários maternos, como náuseas, vómitos, sonolência e hipotensão, são baixos; a depressão respiratória neonatal não é significativamente relatada, mas há um prolongamento significativo da segunda fase do trabalho de parto no grupo do tramadol epidural em comparação com o grupo intravenoso.

Jones et al (2012), num resumo das evidências das revisões sistemáticas da Cochrane, estabelecem várias eficiências percebidas e a segurança associada a vários métodos de alívio da dor no parto. Também utilizaram fontes fora das revisões Cochrane para chegar a conclusões abrangentes. Para começar, a revisão revelou que a utilização de analgesia epidural, epidural espinhal combinada (CSE) e analgesia inalada alivia eficazmente a dor do parto, embora existam inúmeros riscos de efeitos adversos associados. Além disso, a analgesia epidural e a analgesia inalatória aliviaram a dor de forma eficaz em comparação com o placebo, enquanto a CSE alivia a dor mais rapidamente em comparação com os métodos tradicionais de alívio da dor ou a dose epidural baixa (Jones et al. 2012). A revisão revela ainda que as mulheres que usaram analgesia epidural tiveram mais partos vaginais instrumentais e cesarianas em comparação com as que usaram placebo ou opióides. Para concluir a revisão, os investigadores avaliaram alguns métodos não farmacológicos de alívio da dor durante o trabalho de parto que, evidentemente, mostraram alívio da dor com menos efeitos adversos. Os métodos não farmacológicos de alívio da dor do parto incluem o relaxamento, a acupunctura, a massagem, a imersão em água, os não opiáceos e o bloqueio anestésico local (Adams et al. 2015; Jones et al. 2012).

É evidente que também a dor do parto não aliviada afecta tanto a mulher como o feto (Wong 2009). Wong explicou que a dor do parto é um poderoso estímulo respiratório, activando o sistema nervoso simpático e o sistema cardio-respiratório, reduzindo a perfusão uteroplacentária, interferindo com a ligação materno-neonatal e contribuindo para a depressão pós-parto e, raramente, para a perturbação de stress pós-traumático. A parturiente e o feto saudáveis toleram facilmente algumas destas alterações sem consequências adversas. Nas alterações respiratórias, como a hipoventilação, que pode causar hipoxemia materna e fetal transitória, os opiáceos analgésicos sistemáticos podem provocar depressão respiratória. Existe um receio generalizado de que a existência de doenças subjacentes não diagnosticadas ou expostas aos prestadores de cuidados de saúde possa introduzir complicações neste processo. Muitas vezes, isso significa que os clientes não tolerarão essas mudanças sem complicações (Wong 2009).

Diferentes métodos para lidar com a dor durante o parto

Depois de os prestadores de cuidados de saúde avaliarem ou estimarem as dores de parto, é importante que a dor seja tratada ou gerida através de diferentes estratégias. Nas secções anteriores desta revisão, são destacadas algumas dessas estratégias de gestão. Esta secção fornece uma revisão aprofundada das abordagens de gestão e também destaca a opinião dos autores sobre a melhor forma de as mulheres se prepararem para este processo. A dor durante o parto é considerada intensa e aumenta com o progresso do trabalho de parto (Peret 2013). A gestão da dor durante o trabalho de parto é crucial, sobretudo devido à força da dor declarada. Leeman et al (2003) indicaram que a gestão não farmacológica da dor de parto significa usar diferentes técnicas para aliviar a dor de parto, tais como: apoio durante o trabalho de parto, blocos de água intradérmica e água morna. A qualidade da relação com as parteiras e o envolvimento das mulheres na tomada de decisões relativas ao alívio da dor também desempenham um papel importante na satisfação das mulheres (Nigel 2013).

Quando a dor se manifesta psicologicamente, o ICEA (2014) avalia a dor psicológica associada ao trabalho de parto e observa a dor psicológica que é provocada pela falta de preparação e conhecimento do processo de parto, concordando com Firouzbakht (2015), que afirmou que o aumento das habilidades e conhecimentos sobre o parto prepara as mães para o trabalho de parto e para a gestão da dor. Posteriormente, o ICEA (2014) enfatiza a necessidade de as mulheres grávidas serem adequadamente educadas e preparadas para as experiências de dor no parto. Charlton (2005) oferece provas do mesmo, observando que 90 por cento das mulheres passam por dores de parto graves, daí a necessidade de preparação suficiente. Além disso, Charlton (2005) sublinha que as parturientes precisam de apoio psicológico e de preparação através da disponibilização de ambientes relaxantes, do alívio psicológico da dor ou de parceiros simpáticos para contrariar o grau de dor. Mander (2000) e Simkin (2000) salientaram que a psicologia ou o contributo dos psicólogos nunca foram considerados cruciais no domínio da educação pré-natal quando esta evoluiu. Por conseguinte, o campo não conseguiu tirar partido de desenvolvimentos cruciais na compreensão de como os aspectos psicológicos afectam os dois aspectos notáveis relacionados com as experiências de nascimento, experiências ligadas ao medo e à dor (Firouzbakht et al. 2014). Pode concluir-se que a descrição da dor durante o parto pode variar de outras condições, o que indica que a patologia e a variação devem ser consideradas cuidadosamente.

Mander e Simkin (2000) sugeriram ainda que alguns estudos descrevem a essência da dor do parto, apesar de existirem provas limitadas, embora contrastantes, que demonstram que a dor durante o parto é diferente de outras condições de dor intensa. Na revisão sistemática da Cochrane sobre a preparação e a educação e os resultados do parto, é de salientar que a educação para o parto e as suas melhores abordagens ainda não são claras (Gagnon & Sandall 2007). No entanto, os pais podem procurar este tipo de educação para compreender aspectos como a parentalidade, o alívio da dor, os cuidados com o bebé e os cuidados pós-natais. Também é notável a falta de provas sobre a diferença entre a dor sentida durante o parto e outros tipos de dor. Por exemplo, Charlton (2005) observa que a dor durante o parto é significativa porque mostra que estão a ocorrer contracções. Além disso, a dor de parto tem uma implicação positiva para o parto, tal como se reflecte em diferentes sociedades culturais que consideram a dor de parto como uma indicação do início do parto, e que a dor de parto pode indicar problemas como a rutura uterina (Charlton 2005).

Vivilaki e Antonious (2009) salientaram que é vital lidar com a dor devido à sua intensidade documentada, apesar de as parturientes considerarem a experiência da dor importante, uma vez que marca o início da sua maternidade. No entanto, a dor do parto não é uma dor patológica que indica um distúrbio corporal; é gerada pelo cérebro e percebida através da mente consciente (a nossa experiência interior) (Whitburn 2013). Além disso, Whitburn (2013), a partir de uma perspetiva psicológica sobre a dor, enfatizou que a dor é uma experiência subjectiva com diferentes qualidades e ocorrências, afirmando que: 'não existe uma forma precisa de medir o quanto algo dói; apenas a pessoa que a experimenta sabe como se sente' (p.140). Lundgren e Dahlberg (1998) apresentaram um exemplo da literatura qualitativa que mostra que a natureza da dor foi descrita de forma diferente pelas mulheres que participaram no seu estudo. Nesta investigação, as mulheres expressaram a dor sentida durante o parto como: "terrível", "dura", "despedaçar-se", "explodir", "rasga o corpo todo", "dor feliz", "poder", "energia" p.107.

Outro exemplo recente da literatura científica sobre obstetrícia, centrado na razão pela qual as primigestas pedem uma cesariana numa gravidez normal, realizado por Faisal et al (2014), concluiu que o medo da dor do parto era a principal razão, no Irão, que levava as primigestas a pedir cesarianas sem indicação médica. As mulheres no estudo de Faisal et al descreveram os seus pensamentos sobre a dor do parto como "é horrível", "é tão difícil" e "é assustador" (p.229).

Por conseguinte, a preparação pré-natal tem de se centrar na preparação para o parto e nos factores psicológicos que influenciam a experiência da dor (Escott, Slade & Spiby 2009). Escott et al (2009) identificaram seis aspectos psicológicos que podem ajudar as mulheres a prepararem-se para um parto doloroso e a lidar com a dor do parto. Os aspectos identificados são o aumento do leque de estratégias de enfrentamento durante a preparação pré-natal para incluir estratégias cognitivas, como imagens, afirmações pessoais ou distração, e ajudar as mulheres a identificar e compreender os seus estilos de enfrentamento. O NHS (2011) salientou, simultaneamente, que ajudar as mulheres a desenvolver as suas estratégias únicas de enfrentamento reforça a atitude positiva em relação à dor do parto. As estratégias de coping baseiam-se em experiências ou preferências de coping anteriores discutidas nas aulas pré-natais, reforçando os sentimentos de auto-eficácia de coping através da prática nas aulas pré-natais e do reforço por um educador de parto, desenvolvendo intenções de implementação para se concentrarem em quando, como e porquê executar a estratégia e apoiando a utilização de estratégias de coping identificadas pelo parceiro de parto. Estes aspectos também estão relacionados com o modelo "trabalhar com a dor" (Leap & Anderson 2004). Leap e Anderson (2004) salientaram que o planeamento de estratégias para apoiar as mulheres, a promoção da crença na capacidade das mulheres para lidarem com a dor do parto, o conhecimento dos planos de parto das mulheres e o desenvolvimento de sessões de preparação para o parto são necessários para ajudar as mulheres a terem uma experiência positiva do parto.

Schwartz et al (2015) salientaram que a eficácia no parto, que é a confiança no trabalho de parto e no nascimento, é um aspeto importante na gravidez, uma vez que é um indicador das capacidades das mulheres para lidar com o trabalho de parto. A investigação indicou uma correlação entre uma elevada eficácia no parto e uma experiência de parto positiva e, por outro lado, factores como o medo da dor, que leva a uma baixa confiança no parto, resultaram em resultados negativos, como a realização de cesarianas em mulheres com baixa auto-eficácia no parto. Martin et al (2014), numa comparação entre os cuidados padrão e o próximo parto após cesariana, descobriram que as mulheres que estavam bem equipadas com conhecimentos e informações sobre as opções de dar à luz tinham uma elevada confiança no parto, mas que isso não tinha uma relação direta com o número de modos de nascimento.

Pelo contrário, um estudo realizado por Salomonsson (2013), centrado na relação entre a autoconfiança e o medo entre as mulheres nulíparas, não encontrou qualquer relação entre o medo da dor e o resultado do parto. Scaffidi (2014), num estudo intimamente relacionado, centrado na relação entre a decisão sobre a auto-eficácia e o conhecimento pessoal, concordou com Salomonsson (2013) que factores como o medo da dor não tinham um impacto significativo no resultado global de um parto.

Experiências das mulheres sobre a dor do parto

A ausência de dor não significa ausência de reação emocional negativa ou de sofrimento (Simkin & Hull 2011). Quando as mulheres têm uma experiência de parto negativa, podem desenvolver síndrome de stress pós-traumático relacionado com o parto. De acordo com Lally et al (2014), as parteiras devem reconhecer que, se uma mulher tem qualquer opção de alívio da dor, ela ainda precisa de apoio profissional que melhore a progressão do trabalho de parto (Simkin & Hull 2011; Lally et al. 2014). Simkin e Hull (2011) aconselharam as parteiras a ouvir as preocupações das mulheres, prepará-las para o trabalho de parto e minimizar a probabilidade de solidão, desrespeito e dor intolerável.

Hodnett et al (2012) analisaram e resumiram os resultados de 23 ensaios realizados em 16 países com mais de 15.000 mulheres. A revisão revelou que o apoio contínuo durante o trabalho de parto pode ser prestado por profissionais de saúde, não profissionais de saúde e pessoas da rede social. A revisão revelou ainda a importância do apoio contínuo durante o trabalho de parto, conforme discutido abaixo: as mulheres que receberam apoio contínuo durante o trabalho de parto não têm probabilidade de dar à luz através de cesariana, vácuo ou fórceps. Para além disso, é provável que não recorram a analgésicos, que estejam mais satisfeitas e que tenham um trabalho de parto ligeiramente mais curto do que as mulheres que não recebem apoio. Além disso, os recém-nascidos nascidos em ambientes de apoio têm menos probabilidades de apresentar uma pontuação baixa de Apgar aos cinco minutos.

Van der Gucht (2014), ao analisar 10 estudos realizados em vários países, revela que as mulheres se sentem vulneráveis durante o parto e valorizam a relação que têm com os profissionais de saúde. Nesta revisão, muitas mulheres foram da opinião de que é importante manter uma presença contínua durante o trabalho de parto. Também descreveram as implicações associadas à falta de apoio durante o parto, tais como a incapacidade de lidar com a dor e a solidão (Van der Gucht 2014). Além disso, a revisão revelou que o apoio contínuo melhora as capacidades das mulheres para lidar com a dor do parto e fá-las evitar os sentimentos de solidão e o medo do desconhecido.

Sawyer et al (2013), num estudo que envolveu três hospitais terciários neonatais em Inglaterra, revela que o profissionalismo do pessoal é essencial durante o parto. (Sawyer et al. 2013). Além disso, o estudo considera que o ambiente do parto, a presença e a participação do pai da criança são importantes para facilitar o processo de nascimento da criança para as mulheres. (Sawyer et al. 2013). Os estudos acima referidos mostram a importância do apoio e dos cuidados contínuos durante o trabalho de parto, que minimizam os sentimentos de solidão, reforçam as capacidades das mulheres para lidar com a dor e aumentam a satisfação das mulheres com a experiência do parto.

Expectativas das mulheres em relação à dor do parto

Na literatura sobre o parto, são descritas duas perspectivas contrastantes sobre a dor. De acordo com Gaskin (2003), o parto pode ser mais fácil, menos doloroso e com menos intervenções médicas quando as mulheres confiam no seu corpo e têm uma experiência de parto positiva, em contraste com Melzack (1981), que refere que a dor do parto é a dor mais intensa que uma mulher sente durante a sua vida. Quando o corpo está com dores, a parturiente sente-se desconfortável e, quando o corpo está desconfortável, torna-se difícil para a mulher concentrar-se no parto. Para que as parturientes se sintam confortáveis, são desejáveis métodos de alívio da dor para reduzir a dor, o desconforto e o stress (Hool 2010).

As preferências das parteiras, dos obstetras e das mulheres relativamente aos métodos de alívio da dor podem ser diferentes (Madden et al. 2013). Como portadora da dor, a atitude da mulher em relação à escolha dos métodos de alívio da dor é diferente (Doering, Patterson & Griffiths 2014). Para algumas mulheres, é aceite ter acesso a diferentes métodos de alívio da dor (Entonox, epidural, Entonox e epidural). Para outras, a aceitação de métodos de alívio da dor é emocionalmente conflituosa com as suas crenças culturais de confiança no seu corpo para lidar com a dor.

Um estudo efectuado por Lindholm e Hildingsson (2015) concluiu que as mulheres que preferiam óxido nitroso, banhos, técnicas de respiração, analgesia epidural e massagem tinham maior probabilidade de utilizar estes métodos durante o trabalho de parto. Também descobriram que as mulheres que usaram uma epidural tinham duas a quatro vezes mais probabilidade de ter experiências de parto menos positivas. Este estudo mostrou as preferências das mulheres relativamente aos métodos de alívio da dor, mais populares na Suécia, e se os métodos preferidos foram efetivamente utilizados ou não durante o trabalho de parto. O que as mulheres esperam dos assistentes de parto em relação aos métodos preferidos de alívio da dor não foi explorado neste estudo.

Um estudo recente realizado na Islândia sobre as expectativas das mulheres grávidas em relação à intensidade da dor do parto e os factores de previsão das expectativas e atitudes mostrou que as mulheres esperam que o parto seja doloroso quando uma atitude negativa em relação ao parto iminente e um baixo sentimento de segurança são os factores de previsão mais fortes de expectativas elevadas em relação à intensidade da dor (Karlsdottir et al. 2015). Embora o estudo tenha fornecido informações sobre as expectativas e atitudes durante o início da gravidez, ainda existem lacunas significativas na literatura no que respeita ao estudo das expectativas após a experiência real de dor. Um elemento-chave na exploração das expectativas e atitudes em relação à dor do parto é a experiência real da dor.

As mulheres que recorreram à epidural eram mais instruídas (OR 1,12) e tinham um rendimento mais elevado (OR 1,10) do que as mulheres que tinham menos probabilidades de recorrer à epidural (Koteles et al. 2012). Além disso, as mulheres eram menos susceptíveis de utilizar uma epidural se o seu parto fosse assistido por parteiras. Os estudos acima descritos mostraram que os modelos de cuidados, as expectativas e as preferências pessoais em relação aos métodos de alívio da dor parecem afetar a experiência de dor das mulheres durante o trabalho de parto. Até à data, não existem estudos que se tenham centrado na atitude das parteiras em relação à dor, tanto do ponto de vista das parteiras como das mulheres.

Os estudos anteriores realizados na Jordânia analisaram as expectativas e experiências das mulheres jordanas ao longo do processo de parto e as dores de parto sentidas principalmente durante a segunda fase do trabalho de parto (Hatamleh et al 2012; Oweis 2009; Abushaikha 2007; Oweis & Abushaikha 2005; Oweis & Abushaikha 2004). Estes estudos concluíram que as parteiras desempenham de facto um papel importante na ajuda às mulheres para lidarem com a dor do parto. Até que ponto as parteiras jordanas são capazes de cumprir o seu papel e trabalhar com a dor ainda não foi explorado. Em contrapartida, Shaban et al (2011) constataram que a utilização de petidina para o alívio da dor intraparto é elevada nos três grandes hospitais públicos jordanos. As razões para o elevado uso de petidina em parturientes de baixo risco nos hospitais públicos jordanos também precisam de ser exploradas.

Além disso, o que as mulheres esperam das parteiras para as ajudarem a lidar com a dor do parto não é claro e está fragmentado na literatura. Por exemplo, Oweis e Abushaikha (2004) referiram que as mulheres na sua primeira gravidez sem quaisquer complicações esperavam uma experiência de parto negativa. No seu estudo, 66% das mulheres esperavam que o parto fosse assustador, 66% esperavam um parto difícil, 78% esperavam um parto doloroso e 72% esperavam chorar quando o trabalho de parto se intensificasse. As mulheres também esperavam um apoio inadequado da parteira e da enfermagem durante o parto. Não esperavam que as parteiras lhes fornecessem informações primárias sobre o trabalho de parto, que as ajudassem a lidar com a dor ou que as envolvessem na tomada de decisões relativas aos seus cuidados.

Um estudo realizado num grande hospital público no norte da Jordânia mostrou que 82 dos 99 inquiridos descreveram as suas memórias de nascimento como negativas (Hatamleh et al. 2012). A maioria delas recordou experiências dolorosas (56%), assustadoras (24%) e difíceis (17%). Algumas mulheres, no entanto, lembraram-se da bondade da parteira durante o parto. Não ficou claro, no entanto, como é que as parteiras agiram de forma amável para ajudar as mulheres a lidar com a dor, mas as mulheres recordaram a alegria de ter um novo bebé e de se tornarem mães. Estes sentimentos ajudaram-nas a esquecer o parto doloroso e difícil (Hatamleh et al. 2012). As mulheres sentiram a ajuda de Alá como uma forma de lidar com um parto doloroso e stressante. A espiritualidade no parto foi estudada por Callister e Khalaf (2010). Os autores observaram que as mulheres árabes muçulmanas sentem que estão nas mãos de Alá, pelo que confiam em Alá para terem um parto positivo e seguro e para darem à luz uma criança saudável. Os autores encorajaram os enfermeiros e as parteiras a ouvir as necessidades espirituais das mulheres e a ajudá-las a utilizar as suas crenças espirituais para lidar com a experiência do parto.

Por outro lado, Abushaikha (2007) referiu que a respiração e a marcha eram os métodos fisiológicos mais comuns para lidar com a situação. As mulheres utilizam a respiração e a marcha com base no seu instinto interior e não em função da educação pré-natal. Gritar e berrar foram o segundo método psicológico de lidar com a dor, embora este método seja inaceitável na cultura jordana, uma vez que as mulheres são obrigadas a baixar o tom de voz. A recitação do Alcorão e a fé em Alá foram também métodos espirituais considerados. A distração e a imaginação foram os métodos cognitivos menos utilizados para lidar com a dor.

Oweis e Abushaikha (2005) revelaram que a maioria das parturientes (81 em 100) relatou dores intensas durante o trabalho de parto, com pontuações iguais ou superiores a 8 em 10 na escala numérica de intensidade da dor. Verificou-se que as mulheres apreciavam os cuidados de apoio prestados pelas parteiras, embora o apoio fosse mínimo. Assim, os autores declararam que o fator de alívio mais comum para a dor na segunda fase do trabalho de parto é o apoio das parteiras, indicado por falar com as mulheres e tocar-lhes nas mãos. Os pesquisadores enfatizaram a importância de avaliar as práticas das parteiras em relação ao manejo da dor do parto.

Os estudos sobre as expectativas e percepções das mulheres examinaram principalmente a experiência geral do parto, os planos de parto, os resultados do parto, as expectativas durante o início da gravidez, a satisfação com a experiência do parto e as experiências com a dor do parto (Karlsdottir et al. 2015, Gibson 2014; Hauck et al. 2007; IP, Chien & Chan 2003; Malacrid & Boulton 2014; Martin, Bulmer & Pettker 2013; Mohammad et al. 2014; Moudi et al. 2012; Oweis & Abushaikha 2004). Os estudos quantitativos (IP, Chien & Chan 2003; Mohammad et al. 2014; Moudi et al. 2012; Oweis 2009; Oweis & Abushaikha 2004) utilizaram questionários "usados ou novos, mas válidos". Exemplos destes questionários são a escala de satisfação com os cuidados no parto, citada por Mohammad et al (2014), o questionário de expectativas de parto desenvolvido por Gupton et al (1991), citado por IP et al (1996), o questionário de expectativas das mulheres em relação aos serviços de cuidados no parto, desenvolvido por Moudi et al (2012), o questionário de expectativas da experiência de parto, desenvolvido por Oweis e Abushaikha (2004) e o questionário de satisfação com a experiência de parto, desenvolvido por Oweis (2009).

Nenhum destes questionários era adequado para ser utilizado nesta investigação, uma vez que as expectativas e percepções das mulheres relacionadas com a atitude das parteiras em relação à dor do parto não estavam cobertas pelos itens dos questionários acima referidos. Não foram desenvolvidos questionários anteriores com base no modelo de trabalho com a dor e no modelo de prática exemplar da parteira. Por outro lado, os métodos de recolha de dados utilizados nos estudos qualitativos foram entrevistas individuais com foco nas experiências de parto, planos de parto e resultados do parto (Hatamleh, Shaban & Homer 2013; Hauck et al. 2007; Malacrid & Boulton 2014; Martin et al. 2013). Por esta razão, foi necessário construir um novo inquérito.

Importância da investigação

Há uma consciência crescente da necessidade de melhorar as práticas de obstetrícia e os resultados de saúde materna na Jordânia, quer persistindo com a "generalização do uso de narcóticos e medicamentos", quer desenvolvendo e avaliando abordagens de obstetrícia para trabalhar com a dor do parto, porque a maioria das mulheres estavam insatisfeitas com os cuidados no parto e descreveram a gestão da dor durante o parto como ineficaz (Abushaikha 2007; Hatamleh et al. 2012; IASP, 2010; Mohammad et al. 2014; Oweis 2009; Oweis & Abushaikha 2004; Oweis & Abushaikha 2005).

No entanto, justifica-se explorar a atitude das parteiras em relação à dor de parto quando Mohammad, et al (2014) relataram o domínio da abordagem de alívio da dor, apesar da insatisfação das mulheres jordanas com os cuidados intraparto e sua necessidade de assistência das parteiras, e as expectativas das mulheres que experimentam dor de parto. O facto de as diferentes abordagens para o alívio da dor do parto terem sido estudadas em países europeus (Christiaens, Verhaeghe & Bracke 2010; Christiaens et al 2013; Gibson 2014; Klomp et al. 2013; Jones et al. 2012; Mccrea, Wright &

Murph-Black 1998; Wiegers et al. 1998; Waldenstrom 1998) não garante o sucesso na Jordânia, dado que as diferenças culturais, os modelos de prática obstétrica e as estratégias de gestão de risco podem ter impactos diferentes nas parteiras, nas mulheres, nas famílias e nos decisores políticos.

A investigação irá gerar informação sobre a atitude das parteiras jordanas em relação à dor do parto. É interessante notar que nenhum estudo anterior explorou a atitude das parteiras em relação à dor utilizando métodos mistos. Além disso, nenhum estudo anterior utilizou tanto o trabalho com a dor como o modelo de prática exemplar das parteiras como perspectivas principais para a construção de um questionário de inquérito. Espera-se que este seja um contributo significativo para a investigação existente. Os resultados podem fornecer informações úteis sobre as atitudes das parteiras em relação à dor do parto e sobre a forma como as parteiras podem ir ao encontro das necessidades das mulheres, melhorando assim a qualidade dos cuidados obstétricos, de modo a atingir um nível adequado de satisfação entre as parturientes. Os resultados da investigação também podem desafiar as parteiras a assumirem uma maior responsabilidade na influência das políticas hospitalares no sentido de adoptarem um modelo de atitude em relação à dor no parto que seja mais adequado às mulheres jordanas. Para alcançar os 17 objectivos de desenvolvimento sustentável, que incluem a redução da mortalidade infantil e a melhoria da saúde materna (Objetivo 3), em 2000 foram acordados determinados objectivos por 189 governos, incluindo a Jordânia (ONU 2015). A investigação pode fornecer informações pormenorizadas, tanto do ponto de vista das parteiras como das mulheres, que podem ser utilizadas pelo Ministério da Saúde da Jordânia para conceber e implementar uma estratégia ou directrizes cuidadosamente elaboradas que reforcem as competências das parteiras na Jordânia e satisfaçam as necessidades das mulheres em momentos de dor. Com o fluxo global de refugiados, as parteiras de todo o mundo podem beneficiar dos resultados, adoptando uma atitude em relação à dor que seja culturalmente sensível. Os resultados ajudarão as parteiras a reconhecer a importância de compreender a experiência da dor no contexto dos valores culturais das mulheres, do comportamento e da reação à dor, das expectativas e das percepções. As parteiras também podem transferir os resultados desta investigação de uma forma que melhor se adapte aos seus contextos de trabalho.

Capítulo 3

Metodologia

Introdução

Esta investigação baseia-se numa conceção de métodos mistos convergentes. A filosofia subjacente à conceção de métodos mistos convergentes é o pragmatismo, tal como descrito por Morgan (2014). O pragmatismo é definido como "uma filosofia em que o significado das acções e das crenças se encontra nas suas consequências" (Morgan 2014, p. 26). Três elementos principais sustentam esta filosofia. O primeiro deles é que a ação não pode ser separada das situações e do contexto em que ocorre. Este elemento está particularmente relacionado com o argumento pragmatista de que toda a ação é uma ação no mundo. Este mundo é o mundo das experiências que ocorrem na vida de pessoas específicas em situações específicas, pelo que as consequências de qualquer ato dependem da situação em que ocorre. Por isso, a ênfase do pragmatismo está nas crenças garantidas em vez da verdade universal. Estas crenças são o resultado de experiências repetidas de resultados previsíveis. Pode dizer-se que, ao realizar as mesmas acções em situações semelhantes e as consequências dessas acções, se aprendem os resultados prováveis de uma forma ou de outra. O segundo elemento é que as acções estão ligadas às consequências de uma forma aberta à mudança. Isto implica a natureza situacional da ação. Os pragmatistas acreditam que as consequências e o significado de uma ação podem mudar quando uma situação muda. Os pragmatistas também acreditam que não é possível viver exatamente a mesma situação duas vezes e que o significado dos actos muda ao longo do tempo como resultado da experiência contínua. Assim, as crenças sobre como agir numa situação estão em constante evolução. Estas crenças são designadas por crenças garantidas. O terceiro elemento é que a ação depende de visões do mundo que são conjuntos de crenças socialmente partilhadas. Trata-se de tratar as crenças como interligadas em vez de isoladas e a visão do mundo, que molda a experiência, como um produto da experiência. Embora as pessoas tenham experiências diferentes e, por conseguinte, visões do mundo diferentes, é possível encontrar vários graus de experiências partilhadas entre as pessoas, o que conduz a diferentes graus de crenças partilhadas. Quando duas pessoas partilham crenças semelhantes sobre uma determinada situação, é provável que ajam de forma semelhante e atribuam significados semelhantes aos resultados das acções. Consequentemente, as visões do mundo são simultaneamente únicas a um nível pormenorizado e socialmente partilhadas a um nível mais amplo. A filosofia pragmática incorpora métodos quantitativos e qualitativos (métodos mistos) na investigação (Creswell 2008). Na filosofia pragmática, o investigador concentra-se no problema de investigação e não nos métodos, pelo que utiliza as abordagens disponíveis para compreender o problema de investigação. O pragmatismo não se limita a um único sistema de realidade e filosofia. O mesmo se aplica à investigação de métodos mistos, em que os investigadores recorrem a métodos quantitativos e qualitativos durante a realização de uma investigação. Os investigadores pragmáticos têm a liberdade de escolher os métodos, os procedimentos e as técnicas a utilizar no projeto de investigação, normalmente a partir da investigação quantitativa ou qualitativa (Creswell 2008).

A chave mais importante da abordagem pragmática é a determinação dos resultados e das causas/resultados finais e não das causas primeiras extraídas. O pragmatismo é útil para aliviar as "guerras de paradigmas", uma vez que os investigadores têm estado num dilema quanto ao método a utilizar, ou seja, quantitativo ou qualitativo (Cameron 2011). Os investigadores conseguiram-no adoptando uma abordagem pragmática ao realizar a investigação, incorporando assim ambos os métodos (Cameron 2011). O pragmatismo tem sido considerado uma ponte entre os paradigmas e a metodologia e, apesar do seu desafio de ser eclético, os investigadores de métodos mistos são obrigados a defendê-lo. Também se observou que o pragmatismo não pode fornecer uma base filosófica para a investigação de métodos mistos, mas pode, por outro lado, ajudar os investigadores a colocar questões precisas e melhores na sua investigação (Cameron 2011).

Morgan (2014), no entanto, afirma que o pragmatismo é uma visão de mundo filosófica única baseada em todos os elementos do pragmatismo. A ênfase principal do pragmatismo está na natureza da experiência e não na natureza da realidade. Também se centra nos resultados da ação e não na natureza da verdade. O pragmatismo examina crenças partilhadas em vez de fontes de crenças individualizadas e isoladas. Por conseguinte, é imperativo considerar a visão filosófica do mundo ao estudar a atitude das parteiras em relação à dor de parto, avaliando quatro variáveis, incluindo os conhecimentos e as atitudes das parteiras em relação à dor de parto, bem como a perceção e as expectativas das mulheres em relação às parteiras.

Para explorar a atitude das parteiras em relação à dor, é necessário examinar as quatro variáveis, fazer uma interpretação lógica e tirar conclusões úteis sobre a atitude das parteiras. Eu diria também que o leitor pode interpretar a atitude das parteiras em função de duas variáveis, ou seja, os conhecimentos e a atitude das parteiras ou as expectativas e percepções das mulheres. A conclusão do leitor seria então provavelmente que as parteiras têm uma atitude positiva/negativa ou pouco clara em relação à dor. O leitor pode também concluir que as parteiras são boas ou más na sua atitude em relação à dor das mulheres durante o parto. Assim, é difícil encontrar o significado da atitude das parteiras. O julgamento do leitor ao considerar apenas duas variáveis pode ser diferente do que esta dissertação concluiu. Por isso, nesta dissertação, as variáveis da investigação foram introduzidas e explicadas de forma lógica, utilizando métodos mistos.

Conceção da investigação

A conceção da investigação é a conceção convergente de métodos mistos, em que os elementos quantitativos e qualitativos foram integrados de modo a obter uma compreensão abrangente (Creswell & Clark 2011). Com referência a Creswell e Clark (2011), esta conceção também permitirá que os resultados do inquérito sejam associados aos temas identificados nas entrevistas individualizadas e nos grupos de discussão, gerando uma interpretação final sobre a atitude das parteiras em relação à dor do parto.

Creswell e Clark (2011) forneceram uma definição pormenorizada de métodos mistos, que inclui um método, uma filosofia e uma orientação para a conceção da investigação, e afirmaram que a investigação com métodos mistos é uma conceção de investigação em que o investigador faz o seguinte

> Recolhe e analisa de forma persuasiva e rigorosa os dados qualitativos e quantitativos (com base nas questões de investigação); mistura (ou integra ou liga) as duas formas de dados simultaneamente, combinando-as (ou fundindo-as) sequencialmente, fazendo com que uma se baseie na outra, ou incorporando uma na outra; dá prioridade a uma ou a ambas as formas de dados (em termos do que a investigação enfatiza); utiliza estes procedimentos num único estudo ou em várias fases de um estudo de programa; enquadra estes procedimentos em perspectivas filosóficas e lentes teóricas; combina os procedimentos em concepções de investigação específicas que orientam o plano de realização do estudo". (p. 5)

Pode argumentar-se que as questões de investigação podem muito bem ser abordadas por meios qualitativos ou quantitativos. No entanto, os conceitos que estão a ser investigados são difíceis de medir e estão sujeitos à interpretação do próprio investigador. A investigação com métodos mistos é, por conseguinte, vantajosa para responder a questões de investigação complexas que são difíceis de responder através de abordagens quantitativas ou qualitativas separadas, e dá uma imagem abrangente da questão de investigação, aumenta a validade quando os resultados da investigação de ambas as abordagens são convergentes, e aumenta a reflexividade que exige mais investigação se os resultados da investigação forem divergentes (Lund 2012).

A estratégia de triangulação simultânea é utilizada nesta investigação. Creswell e Clark (2011) e Terrell (2012) salientaram o facto de, nesta estratégia, ser dado igual valor às abordagens quantitativa e qualitativa; os dados são recolhidos em simultâneo e integrados na fase final da investigação, conhecida como fase de interpretação. Indicaram que os pontos fortes desta estratégia são o facto de requerer um curto período de tempo para a recolha de dados em comparação com a estratégia sequencial e de apresentar uma clarificação analítica e lógica dos resultados da investigação, especialmente quando os dados são convergentes. Os seus pontos fracos são o facto de os praticantes da estratégia concorrente necessitarem de experiência de investigação, o esforço substancial exigido pela utilização de duas abordagens de investigação, a dificuldade em comparar os resultados da investigação na fase final e em resolver eventuais divergências.

Nesta dissertação, as abordagens de investigação foram combinadas para adquirir uma compreensão profunda do problema de investigação. Foi dada igual importância a ambas as vertentes de investigação (quantitativa e qualitativa), uma vez que cada uma abordou aspectos relacionados com a mesma questão de investigação de métodos mistos de forma complementar. Na fase final da investigação, os resultados das vertentes quantitativa e qualitativa foram comparados para encontrar provas corroborantes e construir uma compreensão completa. Os dados quantitativos permitiram a obtenção de dados fiáveis que, de outra forma, poderiam ser tendenciosos se fossem utilizados apenas dados qualitativos. Entretanto, a informação qualitativa proporcionou uma compreensão mais significativa e abrangente do tópico. Isto deve-se ao facto de a abordagem hermenêutica do mundo da vida (Dahlberg, Dahlberg & Nystrom 2008) ter sido utilizada na fase qualitativa. Esta abordagem ajudou a explorar as experiências das mulheres e das parteiras a partir dos seus contextos vividos e mundanos. A abordagem do mundo da vida não é considerada um método, mas uma abordagem aberta e sensível que exige que o investigador veja, compreenda e pense criticamente sobre os fenómenos sob investigação (Dahlberg et al. 2008). O principal objetivo da hermenêutica do mundo da vida é compreender e interpretar o significado de textos e acções de acordo com o que é expresso nos textos e acções, respetivamente (Bengtsson 2013).

A ontologia da abordagem do mundo da vida é representada pela pertença ao "ser", pelo que o mundo se mostra através do processo de interpretação, a interdependência da vida e do mundo, e os nossos corpos vividos são o nosso acesso ao mundo (Bengtsson 2013; Dahlberg 2006). Por exemplo, quando uma mulher tem dores de parto e passa por situações stressantes, como a falta de apoio durante o parto, uma relação negativa com a parteira ou a falta de envolvimento na tomada de decisões relacionadas com a gestão da dor, pode sentir-se incapaz de lidar com a dor. Além disso, as suas reacções, acções, percepções e expectativas relacionadas com a experiência do parto irão alterar-se de diferentes formas. Ao ouvir a história de uma mulher, é necessário estar atento a uma mistura das suas emoções, pensamentos e experiências nesse momento. Estas bases ontológicas informaram a escolha de uma abordagem de investigação qualitativa, que se adequa bem à aquisição de uma compreensão e interpretação ricas, abrangentes e significativas das percepções e expectativas das mulheres jordanas em relação às parteiras durante o trabalho de parto, bem como dos conhecimentos e atitudes das parteiras em relação à dor, o que está de acordo com o objetivo desta investigação. Esta abordagem também parece estar de acordo com o núcleo da filosofia da obstetrícia de cuidados centrados na mulher (Klein 2010).

Fases da investigação

Nesta investigação, os dados quantitativos e qualitativos foram recolhidos durante o mesmo período de recolha de dados. Os dados quantitativos foram analisados em primeiro lugar, seguidos da análise qualitativa. Os resultados da investigação quantitativa e qualitativa só foram misturados na fase final da investigação. Foram apresentadas quatro fases pormenorizadas, a fim de especificar os procedimentos da nossa investigação. As fases foram as seguintes: Fase Um (Desenvolvimento de Instrumentos), Fase Dois (Quantitativa), Fase Três (Qualitativa) e Fase Quatro (Interpretação).

Primeira fase: Desenvolvimento do instrumento

Uma vez que não existe nenhum instrumento que possa responder adequadamente aos objectivos deste projeto, foram concebidos dois inquéritos auto-desenvolvidos (inquérito por questionário para parteiras e inquérito por questionário para mulheres) com base na literatura anterior (Kennedy 2000; Leap & Anderson 2004; Walsh 2007).

A construção de um inquérito de investigação foi definida como um "processo que envolve uma série de etapas planeadas, cada uma das quais requer competências, recursos e tempo específicos, bem como decisões a tomar" (Czaja & Blair 2005, p. 60). Kichenham e Pfleeger (2002) afirmaram que este processo requer quatro passos, nomeadamente: 1) pesquisa da literatura, 2) construção de questões de investigação, 3) avaliação do instrumento e 4) documentação do instrumento. Nesta investigação, a construção dos inquéritos de investigação baseou-se na análise da literatura existente sobre os conhecimentos das parteiras acerca da dor no trabalho de parto normal, as atitudes das parteiras em relação à dor no trabalho de parto, as expectativas das mulheres e as percepções da abordagem das parteiras em relação à dor no trabalho de parto. Foram tidos em consideração os instrumentos de investigação e os métodos de recolha de dados utilizados na literatura, tal como descrito no capítulo dois (Mccrea, Wright, & Murph-Black 1998; Waldenstrom, 1988; Gibson, 2014; Hauck et al. 2007; IP, Ghien & Ghan 2003; Malacrid & Boulton 2014; Martin, Bulmer & Pettker 2013; Mohammad et al. 2014; Moudi et al. 2012; Oweis & Abushaikha 2004; IP et al. 2003; Oweis 2009) .

A pesquisa bibliográfica (acima referida) revelou a necessidade de desenvolver dois inquéritos auto-administrados: Questionário de Inquérito para Parteiras e Questionário de Inquérito para Mulheres. O primeiro tinha como objetivo medir os conhecimentos e a atitude das parteiras em relação à dor de parto, enquanto o segundo tinha como objetivo medir as expectativas e percepções das mulheres em relação à atitude das suas parteiras em relação à dor de parto.

A literatura descreve a atitude das parteiras em relação ao trabalho de parto como as acções que estão associadas ao desejo das parteiras de utilizar os modelos de trabalho com a dor ou de alívio da dor no trabalho de parto (Jones et al. 2012; Leap & Anderson 2004; Walsh 2007) - por outras palavras, a atitude é o desejo, a ação e a consequência. Isto significa que a atitude face à dor no trabalho de parto - tal como descrita na literatura - tem duas características: caraterística implícita (desejo) e características explícitas (ação e consequência). Assim, se a atitude em relação à dor for vista como desejo, ação e consequência, então a atitude ocorre se observarmos apenas as parteiras ou se classificarmos a atitude como negativa ou positiva. Mas a atitude em geral e a atitude em relação à dor do parto em particular não podem ser observadas diretamente. Porque a atitude é um fenómeno elusivo (difícil de captar ou apreender) e não existe um critério tangível com o qual possamos comparar a atitude observada (DeVellis 2012). No entanto, nesta investigação encaramos a atitude face à dor do parto como a capacitação das parteiras (com enfoque na dor do parto) que trabalham em contexto hospitalar, associada a uma função de recompensa (atividade, situação, acontecimento) que visa aumentar a produtividade, a contribuição, os comportamentos/acções futuros, a realização e a memória. Consequentemente, esta constatação pode ocorrer após esforços consideráveis para explorar a atitude das parteiras em relação à dor em contexto hospitalar.

Para a exploração, é necessário reconhecer os limites do fenómeno (atitude perante a dor), de modo a que o conteúdo dos inquéritos desenvolvidos se insira nos domínios pretendidos. DeVellis (2012) enfatizou que um modelo teórico oferece guia e clareza sobre os aspectos dos fenómenos a serem abordados. Pensar sobre os fenómenos que estão a ser medidos nesta investigação exige que se façam perguntas como: O que as parteiras precisam para serem capacitadas a atuar (com foco na dor do parto) em ambientes hospitalares? Como é que as parteiras actuam, se comportam ou respondem às suas crenças/descrenças sobre a dor do parto e aos clientes (parturientes) em relação a ela? As parteiras devem saber e perceber o que os seus clientes esperam delas e como é que os clientes percepcionam os seus cuidados? Que características, competências e dimensões as parteiras precisam de desenvolver? Isto significa que a atitude perante a dor que pretendemos explorar nesta investigação tem diferentes fronteiras: Fronteiras cognitivas (conhecimento); fronteiras afectivas (traços, expectativas, percepções); fronteiras comportamentais (a atitude tem uma função); fronteiras interpretativas (interpretação auto-relatada e interpretação relatada pelas mulheres a partir de experiências com a dor). Assim, dois modelos teóricos serviram de guia para desenvolver os inquéritos de investigação; o modelo de trabalho com a dor (Leap & Anderson 2004; Walsh 2007) e o modelo exemplar de obstetrícia (Kennedy 2000).

Os itens do inquérito foram gerados a partir de três referências que descrevem os dois modelos: Kennedy 2000; Leap & Anderson 2004; Walsh 2007. A primeira referência é um estudo qualitativo que utilizou o método Delphi para obter um consenso sobre a prática exemplar da obstetrícia (Kennedy 2000). Kennedy (2000) recolheu os dados da investigação através de inquéritos abertos e de rondas de inquéritos subsequentes até chegar a uma opinião consensual de 52 parteiras exemplares e 61 mulheres que tinham recebido os seus cuidados em seis regiões dos Estados Unidos. Os inquéritos do estudo de Kennedy tinham por objetivo descrever a prática exemplar da obstetrícia, respondendo a diferentes perguntas sobre: as características essenciais da parteira exemplar, os resultados da prática exemplar da obstetrícia em relação à saúde da mulher e/ou do bebé, o processo de cuidados prestados pelas parteiras exemplares e os aspectos do processo da prática exemplar da obstetrícia relacionados com resultados específicos na saúde da mulher e/ou do bebé. Os dados qualitativos foram analisados através da análise de conteúdo e estruturados em três categorias pré-determinadas que foram especificadas nas questões de investigação: qualidades e traços, processos e resultados dos cuidados de enfermagem exemplares (Kennedy 2000). Foi desenvolvido um modelo de obstetrícia exemplar com base na análise dos dados, tendo surgido três dimensões: terapêutica (como e porque é que a parteira escolhe e utiliza terapias específicas), cuidados (como é que a parteira demonstra uma atitude de cuidados) e profissão (como é que a obstetrícia pode ser reforçada e aceite por uma prática exemplar) (Kennedy 2000).

As outras referências centram-se nos princípios do modelo de trabalho com a dor introduzido por Leap e Anderson (2004) e Walsh (2007). Afirmam que o modelo de "trabalhar com a dor" no trabalho de parto se baseia na crença de que a dor é uma parte fisiológica do trabalho de parto normal que deve ser encarada com respeito e que, se as mulheres receberem o apoio ideal, podem lidar com os níveis de dor utilizando os seus próprios opióides naturais (endorfinas). O principal papel da parteira é reduzir a estimulação dos sentidos da mulher de forma a aumentar a libertação de endorfinas. Os princípios do modelo são os seguintes: a dor do parto é vista como um componente normal do parto normal e a linguagem da parteira sugere normalidade, a dor do parto é intemporal, o impacto influente do ambiente do parto, o papel de apoio da parteira, uma tendência para menos métodos farmacológicos e o primeiro parto é ótimo e uma escolha informada (Leap et al. 2010; Walsh 2007).

A construção dos inquéritos foi feita pela equipa de investigação, que incluía a doutoranda e os seus supervisores: um professor de ciências obstétricas, especializado no significado do parto para as mulheres e líder de uma rede de investigação nórdica sobre o parto, um professor associado de ciências obstétricas, especializado em saúde reprodutiva e perinatal, e um professor assistente de ciências de enfermagem, com experiência particular em cuidados de saúde primários.

As afirmações do inquérito em ambos os questionários foram retiradas de temas que surgiram em Kennedy (2000) e foram baseadas em Leap e Anderson (2004) e Walsh 2007 (Anexo 1). A maioria das afirmações do 'Questionário de Inquérito para Parteiras' foi desenvolvida com base nos princípios do modelo 'trabalhar com a dor' no trabalho de parto introduzido por Leap e Anderson (2004) e Walsh (2007), e algumas afirmações reflectiam as três dimensões do modelo exemplar de obstetrícia (Kennedy 2000).

No 'Survey Questionnaire for Women', a ênfase foi colocada em três dimensões do modelo exemplar de obstetrícia (Kennedy 2000), em afirmações identificadas pelas mulheres que reflectem qualidades e traços das parteiras, e em afirmações que reflectem os princípios do modelo 'trabalhar com a dor' no trabalho de parto introduzido por Leap e Anderson (2004) e Walsh (2007). Além disso, as palavras originais relatadas pelas mulheres que participaram no estudo de Kennedy foram mantidas, tanto quanto possível, quando as perguntas sobre as características das parteiras foram desenvolvidas. As outras afirmações em ambos os questionários foram escritas utilizando uma linguagem explícita e simples, de modo a serem relevantes para as questões de investigação e compreensíveis para os inquiridos. Melhor ainda seria incluir exemplos para mostrar como os itens foram criados com base na definição formulada de atitude em relação à dor e nos modelos teóricos. Por exemplo, se a parteira sabe que o parto normal pode ser isento de medicação (Cognitivo; o modelo de trabalho com a dor), este conhecimento e crença no conhecimento podem manifestar-se em "compreensão" e ser "paciente" e "flexível" às necessidades das mulheres com dor (Afetivo; O modelo exemplar das parteiras), pelo que a parteira poderia desafiar os cuidados de rotina prestados às mulheres em trabalho de parto (Comportamental; o modelo exemplar das parteiras) e/ou impulsionar a capacidade das mulheres para gerirem a dor (Afetivo; o modelo de trabalho com a dor), pelo que a parteira satisfaria as mulheres indo ao encontro das suas necessidades em momentos de dor (Comportamental; o modelo de trabalho com a dor e o modelo exemplar das parteiras). As fronteiras interpretativas da atitude foram exploradas utilizando a investigação hermenêutica do mundo da vida.

As afirmações do inquérito foram então apresentadas de propositadas a desafiantes, depois de dadas instruções aos inquiridos no topo dos inquéritos. Os dados demográficos do 'Questionário de Inquérito para Parteiras' foram colocados no final do inquérito com o objetivo de encorajar os inquiridos, tal como indicado por Rattray e Martyn (2007). Para permitir que os inquiridos respondessem ao inquérito em tempo útil, o formato de resposta foi padronizado como "concordo totalmente", "concordo", "neutro", "discordo", "discordo totalmente" e "sem resposta". A razão para incluir uma alternativa "sem resposta" estava relacionada com a intenção do inquérito de medir a atitude, os conhecimentos, as expectativas e a perceção. A alternativa "sem resposta" permitia um certo grau de liberdade aos inquiridos para não responderem a qualquer das afirmações do inquérito que fossem particularmente difíceis ou sensíveis. Continua a decorrer um debate sobre a inclusão de um ponto neutro nos inquéritos de investigação (Rattray & Martyn 2007).

As mulheres também foram autorizadas a comentar livremente os cuidados obstétricos ou a qualidade dos cuidados prestados, através de "outros comentários" em texto livre no final do questionário. Foi utilizada uma escala de itens de Likert de cinco pontos com as alternativas 1=Discordo totalmente, 2=Discordo, 3=Neutro (significa que não concordo nem discordo), 4=Concordo, 5=Concordo totalmente e, além disso, as inquiridas podiam escolher uma alternativa "0=Sem resposta" (0) não incluída na análise. A razão pela qual a opção de resposta "Sem resposta" ("NA") é utilizada nos nossos inquéritos de investigação está relacionada com a ideia subjacente à utilização da opção "NA", os tipos de inquiridos, os benefícios dos dados, o objetivo da investigação, o tipo de informação e a eficiência dos custos. A questão de incluir ou omitir a opção de resposta "NA" nos inquéritos provoca debates e tensões na literatura científica sobre a forma como analisamos as respostas e o que consideramos os benefícios de as incluir/omitir (Jackson 2016; Schwarz & Bohner 2008; Schwarz 2007; Bradburn, Sudman & Wansink 2004; Krosnick 2002; Schwarz & Bohner 2008; Bourque & Clark 1992; Oppenheim1992; Krosnick 1991; Feick 1989). Apesar destes debates em curso, os investigadores concordam que a inclusão da opção de resposta "NA": 1) permite que os inquiridos se lembrem dos seus conhecimentos e experiências em relação às afirmações do inquérito; 2) permite que os inquiridos respondam às afirmações do inquérito de forma voluntária; 3) permite que os inquiridos expressem a sua opinião com menos receio das consequências; 4) ajuda a minimizar o ruído e a fabricação devido a um procedimento que não é transparente para os inquiridos; e 5) ajuda a minimizar a comunicação automática de atitudes ou a não comunicação de atitudes. Além disso, Bradburn, Sudman & Wansink (2004); Bourque & Clark (1992); Feick (1989) concordaram que: para omitir a opção "NA" dos inquéritos de investigação, os investigadores têm de considerar o valor/significado de incluir ou omitir "NA" com base no objetivo da investigação e se estão a ser solicitadas informações factuais ou de atitude. Também concordaram que faz mais sentido incluir "NA" em inquéritos de atitude, particularmente quando os investigadores não têm a certeza de que os inquiridos têm capacidade para responder a todos os itens do inquérito, incluindo itens embaraçosos e itens que exigem carga de trabalho cognitivo. Por conseguinte, decidimos incluir a opção "NA" nos nossos inquéritos.

Foi feita uma consulta a um estatístico para criar intervalos entre os pontos da escala assim que os projectos de inquérito foram criados. A decisão sobre a interpretação das pontuações dos inquéritos foi tomada com base numa discussão com a equipa de investigação e com referência a DeVellis (2012) . Para que a pontuação global tivesse significado (interpretação), foi assegurado que cada item da escala estava relacionado com o mesmo tópico da secção do inquérito (atitude, conhecimentos, expectativas e percepções). No Questionário de Inquérito para Parteiras (secção de atitude), por exemplo, todos os itens foram verificados para garantir que mediam o tópico pretendido (atitude). A pontuação total mais elevada foi considerada uma atitude muito positiva, o ponto médio foi considerado uma atitude neutra, as pontuações acima do ponto médio significaram uma atitude positiva, as pontuações abaixo do ponto médio significaram uma atitude negativa e as pontuações mais baixas foram consideradas uma atitude muito negativa.

O inquérito de investigação destinado às mulheres estava disponível em inglês e árabe. A tradução para árabe foi efectuada por um tradutor certificado. As perguntas-guia para os grupos de discussão estavam disponíveis em inglês e árabe. Os inquéritos às parteiras foram mantidos em inglês porque o inglês é a língua oficial dos hospitais jordanos. Ver apêndices 6-9.

Para recolher informações sobre os conhecimentos e atitudes das parteiras jordanas em relação à dor do parto, os dados quantitativos foram recolhidos junto das parteiras jordanas utilizando o questionário estruturado "Survey Questionnaire for Midwives". De acordo com Saunders, Lewis e Thornhill (2007), os questionários de inquérito estruturados permitem aos investigadores analisar os dados utilizando estatísticas descritivas e inferenciais. Um inquérito por questionário estruturado tem a vantagem de ser fácil de administrar e de poder ser facilmente publicado como um inquérito na Web. O questionário do inquérito às parteiras era composto por duas partes. A primeira parte, denominada "Nível de conhecimentos e atitudes", estava dividida em duas secções. A primeira era sobre o nível de conhecimentos das parteiras relativamente à dor de parto e era composta por 14 perguntas, e a segunda era sobre as atitudes em relação à dor de parto e era composta por 11 perguntas.

A segunda parte incluía o perfil demográfico e era constituída por três perguntas sobre a idade, a qualificação mais elevada em obstetrícia e os anos de serviço. Para que todas as perguntas de investigação sejam respondidas adequadamente, um questionário de investigação é concebido de forma a que as perguntas estruturadas correspondam a uma determinada pergunta de investigação que está a ser investigada. O método Likert de medição de atitudes e conhecimentos foi utilizado para conceber o questionário (DeVellis 2012). Os conhecimentos e as atitudes das parteiras relativamente à dor do parto foram medidos utilizando itens de Likert de cinco pontos, semelhantes aos itens de Likert utilizados no questionário das mulheres. Neste método, os inquiridos classificaram as afirmações do inquérito em itens de Likert de cinco pontos numa escala de 1 a 5, com a opção adicional

0=Não Resposta (não incluída na análise). A interpretação das pontuações baseou-se nos limites superior e inferior do valor numérico para cada ponto da escala. A Tabela 2 (Interpretação das pontuações de Likert dos inquiridos) foi utilizada para analisar as pontuações obtidas.

As expectativas e as percepções das mulheres grávidas foram avaliadas através de métodos quantitativos e qualitativos. O questionário das mulheres incluía três partes. A primeira parte, "expectativas", pedia às mulheres que assinalassem os sete principais traços de carácter das parteiras e respondessem a sete perguntas sobre as expectativas em relação à gestão da dor do parto. A segunda parte dizia respeito à "perceção dos cuidados prestados pelas parteiras" e era composta por cinco perguntas. A terceira parte, denominada "outros comentários", pedia às mulheres que escrevessem quaisquer outros comentários sobre as suas parteiras ou sobre a qualidade dos cuidados recebidos durante o parto. Para medir as expectativas e as percepções das mulheres, foi utilizado o mesmo método de Likert descrito no parágrafo anterior.

Na investigação em ciências sociais, é importante considerar a validade dos instrumentos a utilizar para a recolha de dados (Creswell 2009). A validade é "a medida em que uma pergunta de inquérito mede a propriedade que é suposto medir" (Gabinete de Melhoria da Qualidade, Universidade de Wisconsin 2010, p. 6). Para garantir a fiabilidade e a validade do instrumento de investigação, é necessário realizar um estudo-piloto. O principal objetivo do teste-piloto é "examinar questões relacionadas com a conceção, a dimensão da amostra, os procedimentos de recolha de dados e as abordagens de análise de dados" (Nieswiadomy 2012). Os inquéritos deste projeto foram testados através de consultas presenciais com um painel de peritos no terreno e da análise da literatura existente sobre o tema. O conteúdo foi validado através da comparação do conteúdo dos inquéritos com a literatura disponível. Um painel de três peritos no domínio da obstetrícia e da enfermagem recebeu cópias dos inquéritos às parteiras e às mulheres na presença do investigador. De dezembro de 2012 a maio de 2013, os itens formulados foram revistos criticamente durante as reuniões com a equipa de investigação (peritos em conteúdo/metodologia). A equipa reviu o conjunto de itens e deu feedback sobre a formulação, a definição de prioridades, a clareza e a relevância dos itens. Avaliaram todos os itens e fizeram recomendações de alterações, principalmente ao 'Survey Questionnaire for Midwives'. Foram efectuadas comparações entre as avaliações recebidas dos peritos para determinar a necessidade de alterações antes da administração. As alterações ao questionário das parteiras estão resumidas no Quadro 3. Foram então realizados testes-piloto para avaliar os instrumentos recém-desenvolvidos, tal como descrito na secção seguinte "Testes-piloto: Avaliação dos inquéritos de investigação".

Testes-piloto: Avaliação dos inquéritos de investigação

Era importante efetuar um estudo-piloto antes de realizar o estudo principal. Os principais objectivos deste estudo-piloto foram testar e retestar os inquéritos de investigação recentemente concebidos e avaliar o procedimento de investigação. Foram examinados diferentes factores, como as barreiras linguísticas, o nível de compreensão, o tempo necessário para recolher os dados e as respostas esperadas dos participantes na investigação aos métodos utilizados durante a recolha de dados. As dificuldades de compreensão foram também avaliadas no final do processo através de uma pergunta aberta: "Alguma palavra ou item é difícil de compreender?". Após um estudo-piloto, devem ser efectuadas as alterações necessárias (Nieswiadomy 2012).

Foram realizados testes-piloto em dois questionários concebidos para este projeto de investigação por Hawamdeh, Lundgren e Lindgren em 2012. Trinta participantes parteiras jordanas foram escolhidas aleatoriamente num hospital universitário no norte da Jordânia. Por outro lado, foi utilizada uma amostra conveniente de 30 mulheres jordanas para recolher dados para o teste-piloto. Foram recrutadas num hospital-escola alvo situado na capital, Amã. Do mesmo modo, foi recolhido um questionário de inquérito junto de 30 parteiras escolhidas aleatoriamente noutro hospital universitário situado no norte da Jordânia, após obtenção de aprovação ética em junho de 2013. Factores como a disponibilidade limitada de parteiras semelhantes aos sujeitos do estudo determinaram a inclusão de parteiras do hospital universitário do norte para o teste-piloto. Dado o objetivo do nosso estudo de selecionar aleatoriamente um grupo de 61 parteiras de um total de 72 no hospital alvo, as 11 parteiras restantes eram insuficientes para cumprir os objectivos do teste-piloto. O Questionário de Inquérito às Mulheres foi recolhido no mesmo hospital-alvo para o teste-piloto.

Os critérios de inclusão, o processo de recrutamento e o procedimento de investigação desta subamostra foram idênticos aos do estudo principal. Os dados foram analisados com recurso ao software Statistical Package for the Social Sciences (SPSS) versão 15. A análise dos dados recolhidos durante o teste-piloto centrou-se nos resultados da consistência interna: O alfa de Cronbach, as correlações inter-itens e a correlação item-total.

O carácter prático, a fiabilidade e a validade dos inquéritos de investigação foram considerados durante os testes-piloto. Foi analisado o carácter prático dos inquéritos de investigação concebidos para este estudo. Foi pedido às parteiras registadas que assinassem um consentimento informado por escrito. As parteiras participantes receberam um "Questionário de Inquérito para Parteiras" recentemente concebido, semelhante ao utilizado no estudo original. Pediu-se às parteiras que preenchessem o questionário no hospital. Foram devolvidos trinta questionários em ambos os períodos de teste-reteste. Foram preenchidos 29 questionários, o que corresponde a uma taxa de resposta de 96,7%. Um questionário vazio foi rejeitado.

A língua oficial de trabalho das parteiras nos hospitais jordanos é o inglês, o que facilitou a sua capacidade de compreender e preencher o questionário. Foi pedido às parteiras que indicassem o tempo necessário para preencher o questionário e se tinham alguma dificuldade em ler e compreender os itens. Elas completaram as perguntas em 15 a 30 minutos. As parteiras também afirmaram que os itens do inquérito eram compreensíveis e legíveis.

Além disso, as mulheres elegíveis que preenchiam os critérios de inclusão de serem alfabetizadas e terem tido partos vaginais normais assistidos por parteiras foram convidadas a participar no estudo. Foi pedido às mulheres jordanas que assinassem um consentimento informado por escrito. As mulheres participantes receberam o novo questionário "Survey Questionnaire for Women", semelhante ao proposto para utilização no estudo principal. Neste estudo, foi efectuada uma tradução do inglês para o árabe por um tradutor certificado. O significado dos itens foi verificado após a tradução. As mulheres preencheram o questionário na unidade pós-natal do hospital durante o período de teste e durante o acompanhamento na clínica para efeitos de novo teste. Vinte e nove questionários foram devolvidos em ambos os períodos de teste-reteste, dando uma taxa de resposta de 96,7%. Uma mulher optou por se retirar do estudo durante o período de teste.

Burns e Grove (2011) salientaram o facto de a recolha de dados fiáveis ser uma etapa importante do processo de investigação e exigir a análise dos aspectos de consistência e estabilidade. Por conseguinte, neste estudo-piloto foi utilizado o teste-reteste para verificar a estabilidade do instrumento de investigação. Após a recolha de dados, um estatístico estava disponível e qualificado para analisar os dados de 29 inquéritos. Após 7-10 dias de administração, o questionário do inquérito para parteiras foi novamente administrado às mesmas parteiras. De acordo com Gatewood, Field e Barrick

(2011), a realização de um novo teste ao longo de um período é útil em duas circunstâncias. Em primeiro lugar, a memória dos inquiridos não afectou as suas respostas ao inquérito de investigação porque foram utilizadas muitas perguntas pormenorizadas e complexas. Em segundo lugar, a possibilidade de os inquiridos obterem novas informações sobre o tema da investigação a partir de diferentes fontes é limitada. Além disso, é importante salientar que a Parte B do questionário do inquérito para parteiras dizia respeito às atitudes das parteiras. Gatewood et al (2011) explicaram que a atitude não é estável ao longo do tempo e que a fiabilidade do teste-reteste pode refletir a consistência das memórias dos inquiridos e não a estabilidade das memórias ou das pontuações obtidas na medida.

Os dados foram analisados utilizando o pacote estatístico para as ciências sociais (SPSS) versão 15. O teste de correlação de Pearson revelou uma correlação positiva forte e muito elevada entre os itens do inquérito que medem o nível de conhecimento $r=0,94$ e os itens que medem a atitude $r=0,87$. Os resultados foram estatisticamente significativos ($0,001< p <0,01$). A estimativa do alfa de Cronbach indicou uma consistência interna muito elevada e forte dos itens do inquérito utilizados para medir os conhecimentos e a atitude no inquérito às parteiras (conhecimentos: $\alpha= 0,91$ e atitude: $\alpha= 0,89$). Uma análise estatística pormenorizada é apresentada no Anexo 8.

A análise da fiabilidade do questionário para as mulheres revelou que o inquérito às mulheres é fiável. Os 10 itens reflectem as expectativas das mulheres em relação às parteiras, indicando uma forte consistência interna ($\alpha=0,95$) e uma correlação muito elevada e positiva entre os itens do inquérito ($r= 0,97$). Os 5 itens relacionados com a perceção das mulheres sobre os cuidados prestados pelas parteiras também mostraram uma forte consistência interna ($\alpha= 0,94$) com uma correlação positiva muito elevada entre os itens ($r=0,96$). A análise do questionário das mulheres também mostrou que as 7 principais características verificadas pelas mulheres foram a compreensão (82,8%), a paciência (75,9%), a tranquilidade e o apaziguamento (65,5%), o carinho e a ausência de juízos de valor igualmente classificados (62,1%), a flexibilidade (58,6%), a compaixão e a confiança com taxas semelhantes (44,8%). Uma análise estatística pormenorizada pode ser consultada no Anexo 9.

Foi também efectuada uma análise fatorial para garantir a validade do constructo. Este procedimento é útil para identificar grupos de itens e se o inquérito mede apenas um ou mais constructos (Nieswiadomy, 2012). A análise fatorial foi efectuada para 60 inquéritos a parteiras e 360 inquéritos a mulheres, representando a amostra original. A análise fatorial do Questionário de Inquérito para Parteiras Parte A (14 itens) e Parte B (11 itens) indicou que o inquérito mede dois constructos: conhecimento e atitude. A análise fatorial do Questionário de Inquérito às Mulheres, Parte A (10 itens) e Parte B (5 itens), também mostrou que o inquérito também mede dois constructos: expectativas e percepções. Uma análise completa dos factores dos inquéritos das parteiras e das mulheres pode ser encontrada no Anexo 10.

Segunda fase: Participantes quantitativos

Para a fase quantitativa, foram utilizados o Questionário de Inquérito para Parteiras e o Questionário de Inquérito para Mulheres desenvolvidos por Hawamdeh, Lundgren & Lindgren 2013. Os inquiridos-alvo foram seleccionados no maior hospital público do país, situado em Amã. São constituídos por parteiras e seus clientes. O tamanho da amostra foi calculado com base no facto de a população de parteiras deste hospital ser conhecida. A dimensão da amostra foi calculada utilizando a fórmula de Slovin:

$N = N / 1 + ne2$,

em que: n = dimensão da amostra, N = dimensão da população e e =

margem de erro pretendida (percentagem de tolerância para a não precisão devido à utilização de uma amostra em vez da população).

Com uma margem de erro de 5% e uma população de 72 pessoas, a dimensão da amostra para as parteiras inquiridas será de 61 pessoas. Os inquiridos da amostra foram escolhidos através de uma técnica de amostragem aleatória simples. Presumiu-se que todas as parteiras que trabalhavam no hospital alvo estavam licenciadas e registadas. Quanto às mulheres inquiridas na recolha de dados quantitativos, a dimensão da amostra foi determinada utilizando a tabela da dimensão da amostra necessária (Tabela 1.p.219). A amostra de 384 mulheres jordanas, alfabetizadas e que tiveram um parto vaginal normal com a assistência de uma parteira, foi convidada a participar no estudo.

Ambientes de investigação

Esta investigação foi realizada na unidade de pós-parto do Departamento de Obstetrícia e Ginecologia de um grande hospital público em Amã, na Jordânia. O hospital é o maior hospital universitário da Jordânia e desempenha um papel significativo na formação das práticas de obstetrícia no país. O número total de camas no departamento é de 193: 40 em ginecologia e 153 nas unidades de parto e pós-parto. O hospital assiste a mais de 18.000 partos por ano e emprega 72 parteiras (Alslemaat 2012).

As parteiras de entrada direta (não se submetem a um exame de enfermagem) na Jordânia têm um diploma universitário, um programa de conclusão de dois anos e um bacharelato em obstetrícia (Abushaikha 2006). A questão do que é ensinado às parteiras jordanas nos cursos teóricos sobre a dor do parto é um aspeto importante porque os estudantes de obstetrícia dependem do que aprendem, quais são os seus objectivos profissionais, como entendem o seu papel como parteiras, como entendem a situação clínica e o que acreditam sobre o resultado das suas acções. Os estudantes da licenciatura em obstetrícia aprendem sobre a dor do parto numa disciplina teórica chamada

Obstetrícia 2 (centrada no processo de parto) (Hawamdeh 2010). Hawamdeh (2010) afirma no programa do seu curso que este curso fornece uma abordagem aprofundada para compreender os fundamentos teóricos da dor de parto. Este curso discute a fisiologia da dor de parto e os factores que influenciam a perceção e a experiência da dor de parto pelas mulheres. Além disso, o curso melhora a compreensão dos métodos farmacológicos e não farmacológicos de alívio da dor. Também discute as responsabilidades dos estudantes de obstetrícia na gestão da dor da mulher durante o parto.

No entanto, o sistema de ensino da saúde jordano não dispõe de locais de formação clínica exclusivos e, uma vez que partilham locais de formação clínica com estudantes de medicina e enfermeiros, não dispõem de oportunidades de aprendizagem clínica, o que tem um impacto negativo nas experiências clínicas e na aquisição de competências das parteiras estudantes (Abushaikha 2006). Além disso, o número de mulheres capazes de ter filhos na Jordânia está a aumentar, a par de uma escassez de parteiras qualificadas (MOH 2011). Consequentemente, a falta de parteiras e de regras nos hospitais públicos está a resultar numa crise de cuidados. Uma vez que as parteiras na Jordânia não têm oportunidades de aprendizagem clínica, as suas experiências e o processo de aquisição de competências são preocupantes.

Abushaikha (2006) explicou que o contexto da formação hospitalar para parteiras é complexo devido às lutas pelo poder profissional, à falta de colaboração interdisciplinar e ao rácio estudante-cliente. O poder dos obstetras e dos enfermeiros na Jordânia está a obrigar as parteiras a melhorar o seu estatuto educativo e profissional para poderem competir. Algumas parteiras estão à altura deste desafio. A luta pelo poder, porém, tem

efeitos deletérios sobre a autoestima e o profissionalismo de outras parteiras. Afirmou também que os obstetras consideram a obstetrícia uma profissão competitiva que ameaça o seu campo, o que poderia resultar num poder profissional absoluto para as parteiras. Além disso, considerando que a educação interprofissional é benéfica para melhorar a interação entre os membros da equipa, partilhar responsabilidades, melhorar a escuta mútua, trocar sugestões e reforçar atitudes positivas (Muller-Juge et al. 2014), a situação na Jordânia é complicada (Abushaikha 2006).

Abushaikha (2006) afirmou que tanto os obstetras como os enfermeiros têm relutância em aceitar, respeitar e colaborar com os estudantes de enfermagem obstétrica e os seus educadores nos locais de formação. Para além disso, as parteiras são normalmente formadas em contextos clínicos que se revelam repletos de estudantes de medicina e enfermagem. Abushaikha também mencionou que 10 estudantes por cada cliente estão a competir para ter uma oportunidade de aprendizagem em ambientes clínicos. Com a luta pelo poder, a falta de colaboração inter-profissional e os locais de aprendizagem lotados, a formação em obstetrícia é um desafio na Jordânia. Abushaikha sugere que as universidades e faculdades concebam unidades clínicas especiais para proporcionar melhores oportunidades de formação aos estudantes de obstetrícia.

Antecedentes do Reino Hachemita da Jordânia

O Reino Hachemita da Jordânia é um pequeno país localizado no Médio Oriente. A Jordânia faz fronteira a norte com a Síria, enquanto a Arábia Saudita faz fronteira a sul e a leste. Além disso, o Iraque faz fronteira a leste com a Jordânia, enquanto Israel e a Cisjordânia fazem fronteira a oeste. O Golfo de Aqaba é amplamente conhecido por ser a única saída da Jordânia para o mar e está localizado a sul do país. A Jordânia tem uma área de cerca de 89.342 quilómetros quadrados, incluindo o Mar Morto. Amã é a capital e é considerada uma das melhores cidades árabes do MENA (Médio Oriente e Norte de África) de acordo com factores económicos, de emprego, ambientais e socioculturais. Algumas das outras grandes cidades da Jordânia são Zarqa, Irbid, Russiefe e Aqaba (CIA, 2017a).

A cultura jordana é influenciada por valores árabes e islâmicos, com uma influência ocidental significativa. A ocidentalização deve-se à influência dos britânicos e dos americanos na vida política da Jordânia. A música, o cinema, o desporto, a moda e a gastronomia europeus são populares entre os jordanos. Além disso, muitos elementos da cultura árabe muçulmana continuam a ser predominantes, como a unidade familiar, o cuidado das crianças, o cuidado dos idosos, o papel das mulheres no cuidado das crianças e dos pais idosos, a educação, a presença profissional e a partilha de decisões relacionadas com situações familiares com os homens. Como refere Shoup (2007), a cultura jordana exige que os homens sejam os principais prestadores de cuidados financeiros, responsáveis, respeitadores e que apoiem fortemente a família (Shoup 2007). Em 2015, a taxa de alfabetização da população total era de 95,4 % (mulheres: 92,9 %; homens: 97,7 %) (CIA 2017b). Foi referido que a Jordânia tem a taxa de literacia feminina mais elevada de todos os países árabes (Shoup 2007; CIA 2017b; ONU 2013). Além disso, a Jordânia tem muitas organizações de mulheres, como o Comité Nacional Jordaniano para as Mulheres, a Federação das Mulheres Jordanianas, a Fundação do Rio Jordão, entre outras (Shoup 2007; Sonbol 2003). De acordo com a CIA (2017b), a população da Jordânia era de 8.185.384. Amã é uma grande área urbana com 1,155 milhões de jordanos. De acordo com as estimativas de 2016, o rácio entre homens e mulheres na população total é de 1,06 homens/mulheres. A população distribuída por idade é de 35,04 % na faixa etária de 0-14 anos, 20,12 % (15-24 anos), 36,44 % (25-54 anos), 4,46 % (55-64) e 3,94 % para as pessoas com 65 anos ou mais.

A Jordânia é classificada pelo Banco Mundial como um país de rendimento médio superior. De acordo com dados da ONU (2013), zero por cento da população geral vivia abaixo do limiar de pobreza internacional de

1,25 USD por dia em 2006-2011. O rendimento nacional bruto per capita em 2011 foi de 4.597,00 USD (UN 2013). Os indivíduos jordanos vivem com 4,088 a 12,615 USD por dia (CIA, 2013c).

A Jordânia dispõe de um sistema de saúde avançado, em comparação com outros países do Médio Oriente, que garante serviços de saúde de qualidade aos cidadãos nacionais e internacionais. O sistema de saúde está dividido entre instituições públicas e privadas. O Ministério da Saúde (MS) é responsável pelos serviços públicos, que consistem em 1 245 centros de saúde primários, 31 hospitais públicos, 12 hospitais para serviços médicos reais e 2 hospitais universitários (Hospital Universitário da Jordânia e Hospital Universitário Rei Abdullah). O sector privado explora 61 hospitais (Khammash 2012).

A maioria dos jordanos tem um seguro de saúde do Ministério da Saúde, dos Serviços Reais, da UNRWA, do sector privado ou de um seguro duplo. O Programa de Seguro Civil (PCI) oferece um seguro de saúde a todos os cidadãos jordanos e aos residentes sem seguro, incluindo os trabalhadores e os seus dependentes, os pobres, os deficientes e as crianças com menos de seis anos de idade. Qualquer pessoa pode utilizar os serviços de saúde e pagar 15 a 20 % dos custos (OMS 2010). Recentemente, estimou-se que 69,6% da população jordana está segurada, e cerca de 8,2% está segurada por mais de uma parte (Khammash 2012). A visão do Ministério da Saúde e do governo é atingir 100% de cobertura de seguro nos próximos anos (Khammash 2012; OMS 2010).

Recolha de dados

Sessenta e uma parteiras jordanas participantes foram escolhidas aleatoriamente (seleção aleatória simples) com o chefe das parteiras do hospital alvo na capital da Jordânia. Parte-se do princípio de que as parteiras jordanas estão registadas e licenciadas. Por outro lado, foi recrutada uma amostra conveniente de 384 mulheres jordanas no hospital alvo. As mulheres elegíveis que preenchiam os critérios de inclusão de serem alfabetizadas e terem tido partos vaginais normais assistidos por parteiras foram convidadas a participar no estudo. As participantes na investigação assinaram um formulário de consentimento escrito antes de participarem. Foram incluídos na análise final 60 questionários de parteiras e 360 questionários de mulheres. Uma parteira e 24 mulheres devolveram questionários vazios, que foram excluídos da análise.

Análise de dados

A análise substancial do estudo dependeu em grande medida dos dados quantitativos. Para a análise descritiva, foram utilizadas medidas de tendência central, tais como médias, frequências simples, percentagens e medidas de dispersão, por exemplo, desvio padrão (DP) e variância, para analisar e descrever os inquiridos. Os conhecimentos e atitudes das parteiras relativamente à dor do parto foram medidos utilizando uma escala de Likert de cinco pontos. A mesma escala foi utilizada para medir as expectativas e percepções das mulheres.

A escala de Likert era composta por uma série de afirmações da escala de concordância que estavam inter-relacionadas e, quando todas as afirmações eram combinadas, mediam as mesmas variáveis, ou seja, os conhecimentos das parteiras, a atitude das parteiras, as expectativas das mulheres e as percepções das mulheres. Além disso, a distância entre os itens de Likert era igual e foram utilizados os mesmos itens de Likert para todas as afirmações do inquérito. O formato dos cinco itens de Likert utilizados na nossa investigação foi o seguinte: 1=Discordo totalmente, 2=Discordo, 3=Neutro (significa que não concordo nem discordo), 4=Concordo, 5=Concordo totalmente e, adicionalmente, 0=Sem resposta. Uma vez que dispúnhamos de uma amostra de grande dimensão (superior a 30) (ou seja, 60 parteiras e 360 mulheres), podemos estar confiantes de que o Teorema do Limite

Central (TLC) nos permitiu tratar os dados da escala como dados intervalares. O TLC afirma que a distribuição das médias amostrais tem uma distribuição aproximadamente normal, independentemente da distribuição dos dados originais, desde que o tamanho da amostra seja suficientemente grande, ou seja, superior a 30 (Brase, C.H. & Brase, C.P. 2013). Por conseguinte, os dados da escala de Likert na nossa investigação foram analisados (0 não incluído) como dados intervalares.

A inclusão da resposta "NA" no inquérito exige uma análise cuidadosa em relação à dimensão da amostra, à análise dos dados e à pergunta de seguimento (Jackson 2016; Bradburn, Sudman & Wansink 2004; Feick 1989). Ter uma amostra de grande dimensão (dados normalmente distribuídos) reduzirá muito provavelmente o impacto da inclusão de respostas "NA" nos dados. Assim, se ocorrerem respostas "NA" nos dados no momento da análise, é necessário que estas sejam apresentadas separadamente como percentagens, que não sejam calculadas com os outros itens; que não sejam consideradas como dados em falta quando é atribuída uma pontuação zero a "NA" não é absoluta (Jackson 2016; Feick 1989). Também é necessário obter dados substantivos dos inquiridos, fazendo-lhes perguntas de seguimento: por exemplo, se se inclinam para uma resposta alternativa e porquê (Bradburn, Sudman & Wansink 2004). Por outras palavras, as perguntas de seguimento ajudam os investigadores a passar das perguntas "quantos" para as perguntas "porquê" (método analítico). Para o tornar explícito, o investigador tem de sublinhar se uma pontuação zero atribuída à opção "NA" é absoluta ou não, tendo em consideração o nível de análise (micro ou macroanálise), bem como o valor da resposta "NA" (Jackson 2016). Assim, os dados da nossa escala são tratados como dados intervalares, pelo que atribuímos uma pontuação de Zero para indicar a ausência de resposta às afirmações do inquérito, mas não para indicar a ausência da atitude (tanto ao nível micro (afirmação) como macro (global)).

Assim, o zero aqui não é igual à propriedade do zero absoluto e não significa a ausência da variável que está a ser medida - isto não influencia a igualdade das unidades e intervalos da escala (Jackson 2016). Na nossa investigação, não encontrámos nenhuma resposta "NA" que siga o contexto de análise acima referido.

As médias e os desvios-padrão foram utilizados para descrever a escala e o r de Pearson foi utilizado para testar as correlações (Boone, H & Boone, D 2012; Perla & Carifio 2007). Além disso, Perla e Carifio (2007) explicaram que os testes estatísticos paramétricos podem perfeitamente ser utilizados para analisar os dados da escala de Likert, afirmando que:

> Se se utilizar o formato de resposta de Likert de 5 a 7 pontos e, em particular, os itens que se assemelham a uma escala do tipo Likert e que, do ponto de vista fatorial, se mantêm juntos como uma escala ou subescala razoavelmente bem, então é perfeitamente aceitável e correto analisar os resultados ao nível da escala (de medida) utilizando técnicas paramétricas, tais como... o coeficiente de correlação de Pearson e os resultados destas análises devem e serão igualmente interpretáveis" (p.115).

A interpretação das pontuações totais baseou-se nos limites superior e inferior do valor numérico de cada ponto da escala. A Tabela 2 na página 362 apresenta a interpretação das pontuações dos inquiridos na escala de Likert utilizada para interpretar as pontuações obtidas. Para maior clareza na apresentação dos dados, foram elaboradas figuras, tabelas de distribuição de frequências e tabelas de contingência.

Para manter a exatidão, os dados foram submetidos ao Statistical Package for the Social Sciences (SPSS, versão 15). Para testar a relação, foi calculado o coeficiente de correlação de Pearson para medir estatisticamente a força de uma relação linear entre a perceção das mulheres jordanas e o conhecimento das parteiras sobre a dor do parto. A descrição da força da correlação foi baseada no guia sugerido por Gravetter e Wallnau (2013):

> Ao avaliar a "qualidade" de uma relação, é tentador concentrarmo-nos no valor numérico

da correlação. Por exemplo, uma correlação de + 0,5 está a meio caminho entre 0 e 1,00 e, portanto, parece representar um grau moderado de relação. No entanto, uma correlação não deve ser interpretada como uma proporção. Embora uma correlação de 1,00 signifique que existe uma relação 100% perfeitamente previsível entre X e Y, uma correlação de 0,5 não significa que se possa fazer previsões com 50% de exatidão" (p.520).

Para responder à questão relacional desta investigação, as questões de investigação convertidas em hipóteses a testar foram as seguintes

- Hipótese 1

Hipótese nula: Os conhecimentos das parteiras não estão significativamente relacionados com a sua atitude em relação à dor do parto.

Hipótese alternativa: Os conhecimentos das parteiras estão significativamente relacionados com a sua atitude em relação à dor do parto.

- Hipótese 2 (hipótese principal)

Hipótese nula: Os conhecimentos das parteiras não estão significativamente relacionados com a perceção que as mulheres têm das parteiras.

Hipótese alternativa: Os conhecimentos das parteiras estão significativamente relacionados com a perceção que as mulheres têm das parteiras.

Hipótese 3

Hipótese nula: as expectativas das mulheres em relação às parteiras não estão significativamente relacionadas com as expectativas das parteiras.

Hipótese alternativa: as expectativas das mulheres em relação às parteiras estão significativamente relacionadas com as expectativas das parteiras

- Hipótese 4

Hipótese nula: a perceção das mulheres sobre as parteiras não está significativamente relacionada com as percepções das mulheres.

Hipótese alternativa: a perceção das mulheres sobre as parteiras está significativamente relacionada com as percepções das mulheres.

Terceira fase: Qualitativa

Na fase qualitativa, investigámos a atitude das parteiras em relação às dores de parto a partir de duas perspectivas: a perspetiva das parteiras (conhecimento e atitude através do questionamento das experiências individualizadas das parteiras com as dores de parto); a perspetiva das mulheres (expectativas e percepções sobre a atitude das parteiras através do questionamento das experiências gerais das mulheres com as parteiras que assistiram ao seu parto). Para chamar a atenção para uma situação clinicamente relevante, incluímos as parteiras e as suas clientes (mulheres que tiveram parto normal). O nosso objetivo foi compreender, interpretar e descobrir aspectos não revelados relacionados com as atitudes das parteiras face à dor. Essa interpretação e a descoberta da atitude das parteiras poderão ter uma importância primordial e significativa, particularmente quando as mulheres comunicam experiências negativas de dor durante o parto.

O ponto de partida para uma nova compreensão e descoberta da atitude das parteiras foram as experiências tanto das parteiras como das mulheres, com referência a Dahlberg et al. (2008). Dahlberg et al. produziram, a partir da filosofia teórica, um método de investigação empírica denominado investigação reflexiva sobre o mundo da vida. Puseram em prática na investigação as ideias filosóficas da fenomenologia e da hermenêutica de quatro filósofos: Husserl, Heidegger, Merleau-Ponty e Gadamer. Mostraram aos investigadores como praticar a investigação reflexiva sobre o mundo da vida de modo a obter resultados científicos relevantes. Como mencionado anteriormente, a hermenêutica do mundo da vida (Dahlberg et al. 2008) foi escolhida para explorar os fenómenos do mundo da vida (a atitude das parteiras em relação à dor do parto).

A investigação hermenêutica, baseada na teoria do mundo da vida, começa com o mundo tal como ele é vivido para compreender, descrever, explorar, explicar e descobrir os fenómenos do mundo da vida (significado visível e invisível). O significado não pode ser entendido como 'universal' e considerado como 'absoluto', ou seja, um significado final para todos os contextos, porque emerge em relação ao mundo da vida num contexto de investigação (cuidados de enfermagem obstétrica na sociedade jordana). No entanto, como explica Dahlberg, parte dos resultados da investigação do mundo da vida tem significado e é aplicável noutros contextos.

De acordo com (Dahlberg et al. 2008), a abordagem hermenêutica do mundo da vida exige que o investigador mantenha uma atitude aberta em relação aos fenómenos em foco. A 'abertura' pode ser praticada estando consciente dos fenómenos de investigação, tendo uma verdadeira vontade de ouvir, ver e compreender os fenómenos, sendo sensível e respeitando o inesperado, e sendo flexível. Esta atitude aberta e sensível em relação aos fenómenos (a atitude das parteiras em relação à dor) é praticada ao longo de toda a nossa investigação, começando por: questionar a pré-compreensão (Capítulos Um e Dois), reter conhecimentos prévios, utilizar perguntas abertas para as entrevistas, conduzir as entrevistas, analisar as transcrições, elevar os resultados acima do nível concreto fazendo a interpretação principal, até apresentar resultados cientificamente ricos tal como aparecem no contexto da investigação (Dahlberg et al. 2008).

Participantes

Na fase qualitativa da investigação, os dados foram recolhidos num grupo de discussão de seis mulheres e em cinco entrevistas individuais gravadas em áudio com parteiras que tinham preenchido os inquéritos na Fase Dois da investigação. Na investigação hermenêutica do mundo da vida, a seleção dos informadores depende da complexidade de um fenómeno e das variações dos dados e não do número de informadores (Dahlberg et al. 2008). Dahlberg et al. sugeriram começar com cinco entrevistas se o fenómeno não for complexo (ou seja, relativo à vida quotidiana) e se o investigador antecipar dados ricos devido a entrevistadores competentes. Além disso, salientaram a importância de haver variações nos dados, incluindo informadores de diferentes grupos etários, géneros, experiências de trabalho, cultura, entre outros. Por conseguinte, seis mães, que tinham preenchido os inquéritos às mulheres e preenchiam os critérios de inclusão de terem tido um parto vaginal normal com a assistência de uma parteira, foram convidadas a participar num grupo de discussão no prazo de 24 horas após o parto. Uma entrevista de grupo permitiu que as mulheres falassem na sua própria linguagem viva e reflectissem sobre expectativas e percepções únicas partilhadas (Gaizauskaite, 2012).

Além disso, de acordo com Dahlberg et al (2008), as entrevistas individuais gravadas em áudio foram realizadas numa sala de conferências no departamento de obstetrícia com as parteiras que tinham preenchido o inquérito às parteiras na Fase Dois da investigação. Foram seleccionados aleatoriamente por mim 10 dos 60 inquéritos às parteiras, e os dados (nomes, moradas, contactos) das parteiras seleccionadas foram obtidos junto do chefe do serviço de obstetrícia do hospital alvo. No entanto, de acordo com os resultados quantitativos desta investigação, 75% das parteiras tinham menos de 30 anos de idade, 71,7% eram titulares de diplomas de licenciatura e 75% tinham menos de 10 anos de serviço. Por este motivo, as parteiras tiveram a mesma oportunidade de participar nas entrevistas, sendo seleccionadas aleatoriamente, de modo a garantir a variação dos dados (Dahlberg et al.

2008).

Recolha de dados

Para atingir o objetivo qualitativo desta investigação, foi realizada uma entrevista de grupo de discussão com seis mães jordanas na unidade pós-natal do hospital alvo, e foram realizadas entrevistas gravadas em áudio no departamento de obstetrícia do hospital alvo com cinco parteiras. As expectativas e as percepções são aspectos do comportamento humano que são difíceis de observar. Por este motivo, a escolha de realizar um grupo de discussão após o inquérito às mulheres na fase quantitativa foi vantajosa. Os dados do grupo focal permitiram-me compreender o significado por detrás dos factos (os resultados do inquérito), ouvindo a discussão das mulheres e estando atenta às emoções, interacções, contradições, etc. (Creswell 2013; Dahlberg et al. 2008). É importante salientar que a realização do grupo de discussão após o inquérito às mulheres gera informação globalmente válida sobre a atitude das parteiras. Os resultados globais são, por conseguinte, considerados aplicáveis e importantes antes de qualquer tentativa de tomar decisões sólidas (Creswell 2013).

Dahlberg et al (2008) afirmam que: A investigação do mundo da vida não mantém um conjunto particular de métodos e técnicas, mas utiliza todos os meios quotidianos de compreensão" (p.174). Nesta investigação, o objetivo da entrevista de grupo de discussão era dar aos participantes a oportunidade de expressarem e comunicarem os seus pontos de vista sobre as suas percepções e expectativas das parteiras relativamente à atitude das parteiras em relação à dor do parto. Consequentemente, a intenção da entrevista de grupo de discussão nesta investigação seguiu o princípio das entrevistas do mundo da vida como diálogo aberto, de acordo com Dahlberg et al (2008). Para facilitar a revelação dos pensamentos e sentimentos das mulheres durante o grupo de discussão, foi elaborado um questionário aberto, orientador, que foi traduzido para árabe, conforme consta dos Apêndices 4 e 5. Como era de esperar, as mães que participaram no grupo de discussão falam árabe. O autor principal conhece a língua local, é sensível às diferenças culturais e sociais e assumiu gradualmente um papel de facilitador, de estranho a amigo de confiança. Foi necessária uma tradução certificada de árabe para inglês antes da análise dos dados. Foram tomadas notas durante a entrevista de grupo para que, durante a análise dos dados, pudessem ser revistas em profundidade para se chegar a uma compreensão significativa.

Valenzuela e Shrivatstava (2010) escreveram que as entrevistas presenciais são muito eficazes para obter a história por detrás da experiência do participante, porque o entrevistador pode procurar obter informações mais aprofundadas sobre o tema, sondar ou mesmo fazer perguntas de seguimento. A discussão cara-a-cara permite a certeza e dá espaço para clarificar o que está a ser dito. Além disso, permitirá ao investigador recolher informações centradas nas experiências individualizadas das parteiras relativamente à dor das mulheres durante o trabalho de parto. É possível supor que os grupos de discussão conseguem este objetivo convidando diferentes grupos de parteiras a participar no mesmo tópico. O risco de realizar grupos focais com parteiras é a tendência para censurar as suas experiências, conhecimentos e atitudes na presença de outras parteiras que diferem delas em termos de tempo de serviço, estatuto, posição, educação, atitude pessoal,... etc (Creswell 2013). O grupo de discussão, neste caso, não permitirá que as parteiras relaxem, se abram, pensem criticamente e reflictam sobre a sua experiência individualizada. Isto reduzirá a qualidade dos dados (Creswell 2013; Dahlberg et al. 2008). Isto explica por que razão realizei entrevistas individualizadas com parteiras em vez de um grupo de discussão.

As parteiras seleccionadas foram convidadas a participar em entrevistas gravadas em áudio para reflectirem de forma aberta e profunda sobre as suas experiências com as mulheres relativamente à dor do parto. Participaram nas entrevistas cinco parteiras, com idades compreendidas entre os 25 e os 36 anos, detentoras de diplomas e bacharelatos em Ciências da Obstetrícia e com uma experiência profissional de 2 a 10 anos na altura da recolha de dados. Embora a língua oficial de trabalho nos hospitais jordanos seja o inglês, as parteiras foram entrevistadas em árabe, de modo a facilitar a reflexão, a sentirem-se confortáveis a falar e a minimizar o potencial de mal-entendidos linguísticos (Tenzer, Pudelko & Harzing 2014).

De acordo com Dahlberg et al (2008), o investigador deve estar consciente da linguagem dos informadores do mundo da vida. Eles sublinharam que a linguagem é um veículo para interpretar e compreender o significado das palavras tal como são reveladas pelos informadores do mundo da vida (parteiras e mulheres). As palavras (particularmente quando vistas no novo contexto do mundo da vida) podem significar coisas diferentes, ser interpretadas e compreendidas de formas diferentes.

Por conseguinte, Dahlberg et al esclareceram que o papel do investigador hermenêutico do mundo da vida é: utilizar uma linguagem de investigação que transmita o significado que pode ser relevante para os fenómenos do mundo da vida.

Análise de dados

A análise interpretativa baseada numa abordagem hermenêutica do mundo da vida (Dahlberg et al. 2008) foi utilizada para analisar os dados. A hermenêutica refere-se à interpretação de textos, que tem em consideração o significado e o contexto em que as afirmações no texto são feitas (Holloway & Wheeler 2010). O texto é, em si mesmo, uma representação do diálogo humano, e a comunicação verbal também pode ser interpretada da mesma forma que o texto (Todres & Galvin 2008). Todres e Galvin (2008) argumentam que o tipo de linguagem utilizada para descrever os fenómenos tem de tocar o coração e a mente do leitor, para que este possa alcançar um nível rico de compreensão lógica e sentir o seu sentido. A este respeito, Gendlin (2004) afirma que:

> As palavras significam a mudança que provocam quando são ditas ... Quando não compreendemos uma afirmação, só podemos repetir a afirmação. Mas quando compreendemos o enunciado, podemos falar a partir dele de muitas maneiras ' (p.141).

O objetivo geral desta abordagem é representar, interpretar e compreender um fenómeno bem definido (a atitude das parteiras segundo duas perspectivas) como foco da investigação de uma forma clara, abrangente e reflexiva. Isto torna as descrições das atitudes em relação à dor relevantes para outras parteiras e mulheres em situações específicas do contexto do mundo da vida e não apenas para satisfazer as opiniões do investigador (Dahlberg et al. 2008). Para atingir este objetivo, o conhecimento e a atitude das parteiras em relação à dor (dados da entrevista) e as expectativas e percepções das mulheres em relação à abordagem das parteiras à sua atitude em relação à dor do parto (dados do grupo de discussão) foram analisados através de uma análise interpretativa baseada nos princípios da hermenêutica do mundo da vida, tal como referido anteriormente. Mas, antes de analisar as entrevistas, as entrevistas transcritas foram traduzidas para inglês por um tradutor certificado. Depois, a análise começou por, em primeiro lugar, ler os dados várias vezes para ter uma noção do significado global. Em segundo lugar, as semelhanças e as diferenças na forma como as mulheres percepcionavam a atitude da parteira em relação à dor do parto e o que as mulheres esperavam das parteiras na sua abordagem foram identificadas em temas. Em terceiro lugar, os significados subjacentes (os significados que se encontram nas entrelinhas dos dados, tal como clarificado por Dahlberg) nos dados foram formulados com explicações interpretativas dos significados. Quando a análise estiver concluída, pode ser utilizada uma teoria para iluminar os resultados de uma forma significativa. A teoria deve ser escolhida de forma a adaptar-se aos dados, mas não de forma preditiva (Dahlberg et al. 2008). Por conseguinte, os resultados da análise das entrevistas das parteiras são explicados pelo modelo de Hunter sobre as inter-relações entre os contextos da prática, a ideologia profissional e o trabalho emocional (2004). Os resultados do grupo de discussão foram interpretados com base na Teoria dos Encontros de Cuidado e Descaso em Enfermagem e Cuidados de Saúde (Halldorsdottir, 1996). A teoria foi então relacionada com os quatro temas finalmente desenvolvidos. Em quarto lugar, as interpretações provisórias foram examinadas cuidadosamente de modo a garantir a sua validade, certificando-se de que a principal fonte de dados provém apenas dos pontos de vista dos participantes, assegurando interpretações coerentes, comparando as interpretações das partes com as interpretações do todo e movendo-se entre as partes e o todo para determinar se quaisquer áreas de contradições e todos os dados foram devidamente explicados.

É, no entanto, crucial indicar que as respostas recolhidas junto das mulheres jordanas sobre as suas parteiras são representativas do contexto mais alargado em que ambas operam na própria sociedade jordana, com as suas crenças e práticas socioculturais e religiosas. Ao mesmo tempo, o ambiente é definido pela filosofia obstétrica existente num ambiente de parto medicalizado, especialmente pelas abordagens à dor do parto.

Quarta fase: A interpretação dos resultados quantitativos e qualitativos combinados

A Fase Quatro representa a fase final da investigação. Envolve a combinação dos resultados da Fase Dois (Quantitativa) e da Fase Três (Qualitativa). Após a análise dos resultados, os resultados quantitativos e qualitativos foram comparados. O objetivo da comparação é avaliar se os resultados quantitativos e qualitativos estão relacionados entre si (congruentes) com referência a Creswell e Clark (2011). A partir de agora, a secção de discussão desta dissertação mostra os resultados congruentes, apresentando os resultados quantitativos seguidos dos resultados qualitativos relacionados, tanto na perspetiva das parteiras como na perspetiva das mulheres. Os resultados são interpretados em relação ao problema e ao objetivo da investigação, à literatura e às experiências/visões pessoais. A interpretação ajuda a explicar os resultados da investigação. Para fazer a interpretação, foram combinados dois conjuntos de dados no capítulo de discussão. Em primeiro lugar, os resultados do questionário do inquérito para parteiras e das entrevistas foram combinados com os resultados das entrevistas individualizadas e discutidos. Em segundo lugar, os resultados do Questionário do Inquérito às Mulheres e os pontos de vista das entrevistas dos grupos de discussão foram combinados e discutidos. Por último, a interpretação principal que explorou as atitudes das parteiras jordanas em relação à dor do parto foi feita com referência a (Creswell & Clark 2011). Também deve ser enfatizado que não havia nenhuma intenção específica de fundir os resultados nesta dissertação. A apresentação da secção de discussão, tal como explicado acima, serve, no entanto, como veículo para a fusão dos dados da investigação (Creswell & Clark 2011).

Considerações éticas

É necessário explicar as considerações éticas na investigação com métodos mistos. A razão está relacionada com a recolha de dados quantitativos e qualitativos em diferentes níveis de sensibilidade dos dados (Ivankova 2015). Na fase qualitativa, os dados foram recolhidos junto das mulheres através da realização de entrevistas a grupos de discussão e junto das parteiras através de entrevistas individuais. A informação obtida foi, por conseguinte, mais pessoal e sensível do que a obtida através de inquéritos na fase quantitativa. Na investigação, foram consideradas as questões éticas, com destaque para o consentimento informado, a liberdade de se retirar, a proteção contra danos físicos e mentais, a confidencialidade, o anonimato e a privacidade (Burke & Christensen 2014).

Foi obtida a aprovação ética do Ministério da Saúde da Jordânia para a realização da investigação no maior hospital público (localizado em Amã) e para o teste-piloto noutra maternidade localizada no norte da Jordânia (Irbid) em junho/julho de 2013. Foi obtido o consentimento informado por escrito das parteiras e das mulheres antes de participarem na investigação. Antes de participarem, as parteiras e as mulheres receberam uma breve descrição do objetivo da investigação, da natureza dos inquéritos, do tipo de perguntas dos inquéritos, do tempo necessário para responder às perguntas dos inquéritos, do local e da hora das entrevistas individuais e dos grupos de discussão, conforme acordado. O consentimento informado incluía também uma declaração que assegurava aos informadores da investigação que a sua participação era voluntária e que podiam desistir em qualquer altura sem consequências. Incluía igualmente uma declaração que garantia que os resultados da investigação seriam mantidos confidenciais.

Foram tomadas precauções éticas específicas para proteger os participantes de qualquer potencial dano psicológico associado às entrevistas gravadas em áudio e aos grupos de discussão. As entrevistas gravadas em áudio criam registos permanentes que podem constituir uma ameaça à confidencialidade e ao anonimato. Por conseguinte, foi assegurado aos participantes que os seus nomes não seriam mencionados durante as entrevistas. Foi-lhes igualmente assegurado que as informações obtidas seriam mantidas confidenciais. A privacidade dos participantes também pode ser ameaçada nas entrevistas de grupos de discussão. Foi tido em consideração o tratamento das opiniões partilhadas e sensíveis do grupo sobre o tema da investigação. Os participantes foram lembrados de guardar para si próprios as informações que ouviram no grupo.

A privacidade foi mantida através da recolha de informações anónimas e da sua confidencialidade. Para o efeito, os inquiridos receberam um número de código nos questionários. Não foram recolhidos nomes das parteiras ou das mulheres inquiridas. Todos os dados recolhidos durante as entrevistas foram mantidos confidenciais. Todas as informações confidenciais foram tratadas e respeitadas de acordo com as directrizes da Universidade de Gotemburgo e dos hospitais seleccionados. Os inquéritos/formulários de dados preenchidos foram guardados num armário de arquivo trancado na universidade após a recolha de dados. Os formulários de consentimento foram guardados separadamente dos instrumentos de recolha de dados e geridos com igual segurança. Os dados foram expostos apenas ao investigador, à equipa de investigação e ao analista de dados.

Resumo

A conceção da investigação foi feita com base em métodos mistos, o que proporciona um quadro para a recolha, a análise, a mistura e a interpretação dos dados quantitativos e qualitativos (Creswell & Clark 2011). Nesta investigação de métodos mistos, as duas vertentes quantitativa e qualitativa tiveram igual prioridade na abordagem do objetivo da investigação. As vertentes foram implementadas em simultâneo e os resultados foram misturados na fase final da investigação (interpretação). A investigação foi dividida em apenas quatro fases para facilitar a leitura; por conseguinte, não deve ser considerada uma investigação multifásica em etapas sequenciais.

Na primeira fase (desenvolvimento de instrumentos), os questionários do inquérito para parteiras e mulheres foram desenvolvidos por Hawamdeh, Lundgren e Lindgren em 2012 e testados como piloto em 2013. Na segunda fase (quantitativa), os dados da pesquisa foram obtidos de 60 parteiras e suas clientes (360 mulheres) no maior hospital público da Jordânia. As medidas de tendência central foram utilizadas para descrever os inquiridos e o coeficiente de correlação de Pearson foi utilizado para examinar as relações. Na terceira fase (qualitativa), foi realizado um grupo de discussão com seis mulheres e cinco entrevistas gravadas em áudio com as parteiras que tinham preenchido os inquéritos de investigação na unidade pós-natal do hospital alvo. As transcrições obtidas foram analisadas de acordo com os princípios da hermenêutica do mundo da vida (Dahlberg et al. 2008). Na fase final (interpretação dos resultados quantitativos e qualitativos combinados), seguindo Creswell e Clark (2011), os resultados das fases quantitativa e qualitativa foram combinados para formular uma interpretação principal sobre a atitude das parteiras em relação à dor do parto.

Capítulo 4

Resultados quantitativos

Introdução

Este capítulo apresenta os resultados da Fase Dois (Quantitativa). Os resultados estão organizados em duas secções: o Questionário de Inquérito para Parteiras e o Questionário de Inquérito para Mulheres. A secção que descreve os resultados do Questionário de Inquérito para Parteiras apresenta conclusões detalhadas sobre as características das parteiras inquiridas e os seus conhecimentos e atitudes em relação à dor do parto. A secção que descreve os resultados do Questionário para Mulheres apresenta as conclusões sobre as mulheres incluídas na amostra, as características que as mulheres consideram que as parteiras devem ter, as expectativas das mulheres e as suas percepções sobre as atitudes das parteiras em relação à dor. Para garantir que a apresentação destes resultados é pormenorizada e abrangente, os resultados quantitativos foram apresentados sob a forma de quadros e figuras.

Resultados do questionário do inquérito às parteiras

Características demográficas das parteiras

Todos os sessenta e um questionários do inquérito foram devolvidos. Apenas um questionário que não tinha sido preenchido foi rejeitado, o que resultou em sessenta questionários para análise final. A fim de criar um perfil demográfico para as parteiras, a investigação avaliou a sua idade, o número de anos passados na sua profissão e o seu nível de escolaridade para ajudar a compreender algumas das características individuais que influenciaram as suas atitudes e grau de conhecimento. É de salientar o facto de todas as sessenta parteiras desta investigação terem fornecido as informações necessárias relativas a estas variáveis. Relativamente à idade, a maioria das parteiras (75%) tinha menos de 30 anos, seguindo-se 16,7% com idades compreendidas entre os 31 e os 40 anos. As parteiras com idades compreendidas entre os 51 e os 60 anos constituem apenas 8,3% da amostra total de parteiras.

A análise das respostas recebidas sobre o nível de escolaridade revelou que a maioria dos inquiridos (71,7%) era titular de um diploma de licenciatura, enquanto os restantes 28,3% declararam ter um diploma de bacharelato. Quando se pediu aos inquiridos que especificassem o número de anos que tinham na sua profissão, a maioria deles (75%) indicou que tinham sido menos de 10 anos, enquanto 20% indicaram que tinham sido cerca de 10 a 19 anos. Em contrapartida, as que tinham 20 anos ou mais na sua atividade profissional constituíam apenas 5% das parteiras incluídas na amostra.

O conhecimento das parteiras sobre a dor do parto

Os resultados indicaram que a pontuação média global dos conhecimentos das parteiras sobre a dor no parto era de 3,82 (DP = 0,53). Os itens com as pontuações médias mais elevadas foram: "Para trabalhar com a dor durante o parto normal, dou todo o apoio às mulheres para as ajudar a lidar com a dor", "Para trabalhar com a dor durante o parto normal, dou todo o encorajamento às mulheres para as ajudar a lidar com a dor", "A dor desempenha um papel importante na fisiologia do parto normal", "Consigo reconhecer as complicações relacionadas com o lidar com a dor pela forma como as mulheres expressam a sua dor" e "Faço com que as mulheres compreendam que a dor faz parte do processo do parto normal".

Verificou-se também que as pontuações médias das parteiras relativamente a outros sete itens variavam entre 3,77 e 3,98. Os itens pontuados diziam respeito aos conhecimentos das parteiras sobre o modelo de trabalho com a dor e a prática exemplar de obstetrícia no trabalho de parto, e eram os seguintes "Forneço informação correcta com base nas necessidades da mulher", "Estou atenta às necessidades das mulheres com dor", "Dou uma educação completa de acordo com as necessidades da mulher", "Trabalho como parceira das mulheres com dores de parto", "Estou atenta às necessidades das mulheres com dor", "Motivo as mulheres para o facto de o parto normal poder ser livre de medicação" e "Faço o meu melhor para ajudar a responder às necessidades das mulheres durante o parto". Apenas dois itens tiveram pontuações médias baixas (tabela 4).

Tabela 4. Estatísticas descritivas dos 14 itens do "questionário de inquérito às parteiras", Parte A. Conhecimentos (N = 60).

Items	Mean (SD)
1. To work with pain during normal delivery, i give full support to women to help them cope with pain.	4.15 (0.80)
2. To work with pain during normal delivery, i give full encouragement to women to help them cope with the pain.	4.13 (0.81)
3. Pain plays an important role in the physiology of normal birth.	4.12 (0.90)
4. I work as a partner of women in labour pain.	3.58 (0.83)
5. I am vigilant to the needs of women in pain.	3.87 (0.93)
6. I am attentive to the needs of women in pain.	3.77 (0.85)
7. I can recognize complications related to coping with pain by the way women express their pain.	4.08 (0.72)
8. I stay with the woman in pain as she desires.	3.47 (0.83)
9. I strictly abide with hospital routine care for women in pain.	2.63 (1.03)
10. I provide accurate information based on the woman's needs.	3.98 (0.73)
11. I render thorough education according to the woman's needs.	3.83 (0.67)
12. I motivate women that normal birth can be	3.82 (1.02)

medication-free.	
13. I let women understand that pain is part of the process in normal birth.	4.20(0.84)
14. I do my best to help address women's needs during labour.	3.85 (0.86)
Midwives' knowledge (overall score)	*3.82 (0.53)

A tabela mostra as pontuações médias e o desvio padrão das respostas das parteiras à parte (A) de um inquérito sobre os seus conhecimentos acerca da dor do parto. Estas pontuações foram interpretadas utilizando a escala de Likert (DeVellis 2012). *A pontuação média global foi de 3,82, que se situa entre 3,51 e 4,50 da escala de Likert e é interpretada como um conhecimento "elevado" (tabela 2).

Atitudes das parteiras em relação à dor do parto

A pontuação média total das atitudes das parteiras em relação à dor do parto foi de 3,41 (DP = 0,51). Os resultados desta investigação indicaram que a maioria das parteiras concordou com o item "Os gritos e berros das mulheres com dores não podem ser perturbadores para os outros clientes", que teve uma pontuação média de 4,40 (DP = 1,00). Itens como 'Palavras de encorajamento reduzem a ansiedade das mulheres', 'Palavras de encorajamento aumentam a capacidade das mulheres para gerir a dor do parto', 'As mulheres devem compreender que a dor desempenha um papel importante na fisiologia do parto normal', 'As parteiras devem prestar os cuidados e o apoio essenciais para confortar as mulheres com dores de parto, mesmo que isso ultrapasse a prática de rotina' e 'É uma boa prática as parteiras serem amigas das suas clientes' foram outros itens que obtiveram pontuações elevadas, com uma média de 3,78 a 4,28 (Tabela 5).

Quatro itens tinham uma pontuação média baixa, entre 2,97 e 3,45, e diziam respeito a atitudes relacionadas com o modelo de trabalho com a dor. O item com a pontuação média mais baixa foi "Eu cumpro rigorosamente os cuidados de rotina do hospital para as mulheres com dor".

Tabela 5. Estatísticas descritivas dos 11 itens do "questionário de inquérito às parteiras", Parte B. Atitudes (N = 60).

Items	Mean (SD)
1. Labour pain is normal, so women can be left alone to manage the pain.	3.45 (1.82)
2. The focus of care for women in labour pain is to reduce the pain; so, women must be given pain reliever during intense labour pain even if they do not ask for it.	2.97 (1.43)
3. Midwives must provide the essential care and support to give comfort to women in labour pain even if it goes beyond routine practice.	3.83 (0.94)
4. Encouraging words of advice will reduce women's anxiety.	4.28 (0.83)
5. Encouraging words of advice will boost women's ability to manage labour pain.	4.17 (0.85)
6. It is good practice for midwives to be friend with their clients.	3.78 (0.98)
7. No woman should suffer the pain of labour; hence, they should be offered pain relief.	3.22 (1.21)
8. Women should realize that pain plays an important role in the physiology of normal birth.	4.03 (0.86)
9. I believe that routine care for women in labour pain must be strictly followed.	2.78 (1.35)
10. Shouting and yelling by women in pain cannot	4.40 (1.00)

be disturbing to other clients.	
11. When a woman in pain desires an assistance of pain relief that is not part of my routine, i don't provide it.	3.40 (1.22)
Midwives' attitudes (overall score)	*3.41 (0.51)

A tabela mostra as pontuações médias e o desvio padrão das respostas das parteiras à parte (B) de um inquérito sobre as suas atitudes em relação à dor do parto. Estas pontuações foram interpretadas utilizando a escala de Likert (DeVellis 2012). *A pontuação média global foi de 3,41, que se situa entre 3,51 e 4,50 e é interpretada como uma atitude "neutra" (tabela 2).

Resultados do questionário do inquérito às mulheres

Amostra

Todas as mulheres (n = 384) que foram incluídas no inquérito devolveram os questionários. Destes, 24 ficaram sem resposta, o que resultou em 360 para a análise final. Todas as mulheres tiveram partos vaginais normais assistidos pelas parteiras do hospital alvo e eram alfabetizadas (segundo a parteira responsável e a investigadora).

Características das parteiras consideradas desejáveis

As dezasseis características consideradas desejáveis para as parteiras foram analisadas, e as sete principais características são apresentadas na Figura 1. Verifica-se que a grande maioria das mulheres (87,8%) considera que a parteira deve ter "paciência", caraterística que é seguida pelas de ser "suave e tranquilizadora" (80,8%) e "compreensiva" (75,8%). Por outro lado, ser "carinhosa e generosa" foi a caraterística menos esperada das parteiras, uma vez que apenas 11,1% a seleccionaram. Para além disso, a distribuição percentual das outras características das parteiras consideradas desejáveis incluía "carinho" (69,4%), "confiança" (52,2%), "não julgar" (49,2%), "compaixão" (39.4%), "calmo" (38,9%), "gentil" (36,7%), "humilde"

(34,4%), "acessível" (31,4%), "inteligente" (30%), "bem arranjado e arrumado" (27,2%), "flexível" (18,6%) e "humor" (16,9%).

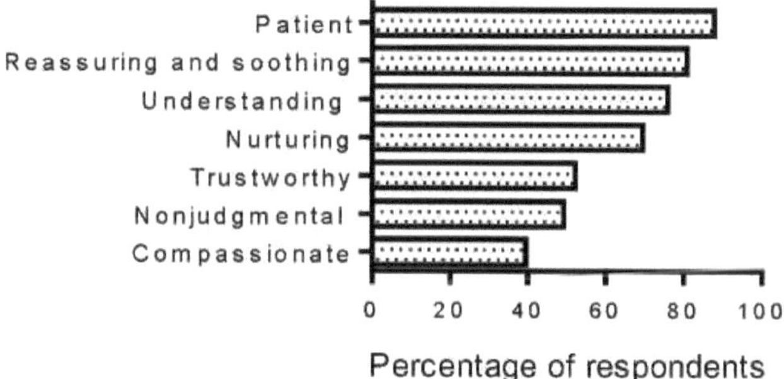

Figura 1. Distribuição das características das parteiras consideradas desejáveis pelas mulheres. As mulheres (n = 360) responderam a um inquérito e classificaram 16 características (apenas as sete principais características são apresentadas). As barras representam as percentagens das sete características mais importantes.

As expectativas das mulheres em relação às suas parteiras

As expectativas das mulheres em relação às parteiras, no que diz respeito à abordagem destas últimas em relação à dor do parto, foram classificadas (tabela 6). As pontuações médias foram determinadas para interpretar as opiniões gerais das mulheres. A pontuação média total das expectativas das mulheres foi de 4,52 (DP = 0,45). O item com a pontuação média mais elevada (Média = 4,60, DP = 0,52) foi a expetativa das mulheres de que as parteiras deveriam "Acompanhar os cuidados".

Os itens que exprimem a opinião de que as parteiras devem "Utilizar uma vasta gama de recursos para ajudar a mulher", "Encorajar a mulher a lidar com a dor", "Manter uma presença de apoio durante o trabalho de parto", "Ajudar a mulher com dores a ganhar confiança", "Atuar atempadamente" e "Dar continuidade aos cuidados" foram os outros seis que obtiveram a pontuação mais elevada no Questionário de Inquérito às Mulheres (expectativas), com pontuações médias que variaram entre 4,52 e 4,59. Três itens tiveram pontuações médias entre 4,40 e 4,44.

Quadro 6. Estatísticas descritivas dos 10 itens do "questionário de inquérito às mulheres" que se centrava nas suas expectativas em relação às parteiras (N = 360)

Items	Mean (SD)
1. Utilize a wide range of resources to assist the woman	4.59 (0.57)
2. Provide a thorough and ongoing assessment	4.40 (0.63)
3. Follow up on care	4.60 (0.52)
4. Timely in clinical actions	4.52 (0.65)
5. Provide continuity of care	4.52 (0.58)
6. Provide adequate time to meet our needs	4.41 (0.65)
7. Listen carefully and respond appropriately to our needs	4.44 (0.68)
8. Provide encouragement that we can cope with pain	4.58 (0.57)
9. Maintain a supportive presence in labour	4.57 (0.54)
10. Assist women in pain to gain confidence	4.58 (0.62)
Women's expectations (overall score)	*4.52 (0.45)

A tabela mostra as pontuações médias e o desvio padrão das respostas das mulheres aos 10 itens do inquérito às mulheres, que se centrou nas expectativas das mulheres em relação às parteiras no que diz respeito à atitude destas últimas em relação à dor do parto. Estas pontuações foram interpretadas utilizando a escala de Likert (DeVellis 2012). *A pontuação média global de 4,52 situa-se entre 4,51 e 5,00 na escala de Likert, e é interpretada como expectativas "muito elevadas" (tabela 2).

As percepções das mulheres sobre as suas parteiras

A pontuação média total para o questionário do inquérito relativo às percepções das mulheres foi de 3,43, DP = 1,13 (tabela 7). As pontuações de quatro itens situaram-se num intervalo médio de 3,43 - 3,47. O item com a pontuação média mais baixa foi 'As minhas necessidades foram perfeitamente atendidas pela minha parteira'.

Tabela 7. Estatísticas descritivas dos 5 itens do 'Questionário de Inquérito às Mulheres' centrado nas suas percepções das suas parteiras (N = 360)

Items	Mean (SD)
1. I am completely satisfied with the service given to me by my midwife.	3.45 (1.21)
2. I owe it to my midwife that I got through with my labour pain.	3.43 (1.15)
3. My midwife was very patient and caring.	3.47 (1.19)
4. My needs were perfectly addressed by my midwife.	3.36 (1.19)
5. I liked the way my midwife treated me; I hope that in my next delivery (if ever) she will still be the one to attend to me.	3.44 (1.25)
Women's perceptions (overall score)	*3.43 (1.13)

A tabela mostra as pontuações médias e o desvio padrão das respostas das mulheres aos 5 itens do inquérito sobre as suas percepções das atitudes das parteiras em relação à dor do parto. As pontuações foram interpretadas utilizando a escala de Likert (DeVellis 2012). *A pontuação média global de 3,40 situa-se entre 2,51 e 3,50 na escala de Likert e é interpretada como uma perceção "neutra" (tabela 2).

Resultados dos testes de hipóteses

Para testar **a hipótese 1**, foi efectuada uma correlação entre a variável dos conhecimentos das parteiras e a variável da sua atitude em relação à dor de parto. Foi encontrada uma correlação significativa e moderadamente positiva (r = 0,39, p = 0,002) entre os conhecimentos das parteiras e a sua atitude em relação à dor de parto, quando se centra no modelo de trabalho com a dor. Por conseguinte, foi rejeitada a hipótese nula de que os conhecimentos das parteiras não estão significativamente relacionados com a sua atitude face à dor de parto.

Do mesmo modo, **a hipótese 2** (hipótese principal) foi testada através da análise de correlação entre a variável dos conhecimentos das parteiras e a variável das percepções das mulheres sobre as parteiras. Os resultados mostraram que a correlação era significativa e moderadamente positiva, uma vez que $r = 0,53$, $p < 0,001$. Por conseguinte, foi rejeitada a hipótese nula de que os conhecimentos das parteiras não estão significativamente relacionados com as percepções das mulheres sobre as parteiras.

Para testar **a hipótese 3**, as respostas recebidas sobre as expectativas das mulheres em relação às parteiras foram correlacionadas com o conjunto das expectativas das parteiras. Os resultados indicaram que as respostas recebidas sobre as expectativas das mulheres em relação às parteiras estavam forte e positivamente correlacionadas com o conjunto das expectativas das parteiras, todas elas significativas ($0,001 < p < 0,01$), sendo a mais elevada $r = 0,80$ e a mais baixa $r = 0,70$. Por conseguinte, foi rejeitada a hipótese nula de que as expectativas das mulheres em relação às parteiras não estão significativamente relacionadas com o conjunto das expectativas das parteiras.

Ao testar **a hipótese 4,** as respostas recebidas relativamente às percepções das mulheres sobre as parteiras foram correlacionadas com o conjunto das percepções das mulheres. Os resultados indicaram que existe uma relação muito forte e positiva entre as respostas recebidas relativamente às percepções das mulheres sobre as parteiras e o conjunto das percepções das mulheres, que foram todas significativas ($0,001 < p < 0,01$), sendo a mais elevada $r = 0,95$ e a mais baixa $r = 0,93$. Por conseguinte, foi rejeitada a hipótese nula de que as percepções das mulheres sobre as parteiras não estão significativamente relacionadas com o conjunto das percepções das mulheres.

Resumo

Os resultados quantitativos desta investigação mostraram que a pontuação média total dos conhecimentos das parteiras sobre a dor do parto foi de 3,82 (DP = 0,53). As parteiras obtiveram uma pontuação média de 3,41 (DP = 0,51) relativamente às suas atitudes em relação à dor. Os resultados também indicaram que a maioria das mulheres (87,8%) esperava que a parteira demonstrasse o traço de "paciência", seguido pelos traços de ser "suave e tranquilizadora" (80,8%) e "compreensiva" (75,8%). Em contrapartida, ser "carinhosa e generosa" foi a caraterística menos esperada das parteiras, uma vez que apenas 11,1% das mulheres a seleccionaram.

As mulheres obtiveram uma pontuação média total de 4,52 (DP = 0,45) relativamente às suas expectativas sobre as atitudes das parteiras em relação à dor. A pontuação média para as percepções das mulheres sobre as atitudes das parteiras em relação à dor do parto foi de 3,43 (DP = 1,13). No entanto, esta investigação revelou uma grande diferença entre as expectativas das mulheres em relação às parteiras, que obtiveram uma pontuação elevada de 4,52 pontos em 5, e as percepções das mulheres em relação às parteiras, que foram muito inferiores e obtiveram apenas 3,43 pontos em 5.

Por último, os resultados correlacionais indicaram que existia uma relação significativa e moderadamente positiva entre as percepções das mulheres jordanas e os conhecimentos das parteiras sobre a dor do parto ($r = 0,53$, $p < 0,001$).

Capítulo 5

Resultados qualitativos

Introdução

Este capítulo descreve os resultados qualitativos desta investigação. Estes resultados estão divididos em duas partes: o conhecimento e a atitude das parteiras em relação à dor do parto e as expectativas e percepções que as mulheres têm da atitude das parteiras em relação à dor. O conhecimento e a atitude das parteiras relativamente à dor de parto são descritos em termos de quatro temas e interpretados com base no modelo de Hunter das inter-relações entre o contexto da prática, a ideologia profissional e o trabalho emocional (2004). Estes quatro temas, que descrevem as expectativas e percepções que as mulheres têm da atitude das parteiras em relação à dor, são interpretados com base nos encontros de cuidados e não cuidados na teoria da enfermagem e dos cuidados de saúde (Halldorsdottir 1996).

O conhecimento e a atitude das parteiras em relação à dor do parto

Os conhecimentos e atitudes das parteiras em relação à dor de parto são interpretados em termos de quatro temas: 1) As parteiras vêem a dor de parto como sofrimento quando as mulheres experimentam emoções negativas; 2) Trabalhar com a dor das mulheres em trabalho de parto baseia-se numa perspetiva individual que exige tempo; 3) Trabalhar com as mulheres com dor utilizando as suas próprias estratégias e influenciando a forma de pensar das mulheres; e 4) A instituição torna incapaz o trabalho com a dor das mulheres sem que lhes seja dada a oportunidade de o provar. A principal interpretação baseada no modelo de Hunter das inter-relações entre o contexto da prática, a ideologia ocupacional e o trabalho emocional (2004) é o predomínio da ideologia "com a instituição", apesar das intenções de demonstrar a ideologia "com as mulheres".

Tema 1: As parteiras encaram a dor do parto como sofrimento quando as mulheres sentem emoções negativas

As parteiras consideram que as dores de parto são normais e que são sentidas por todas as parturientes. Definiram as dores de parto como sendo de natureza física, resultantes das contracções uterinas, e que variam de intensidade de mulher para mulher. Descrevem que é normal que todas as mulheres que dão à luz sintam dores de parto, que resultam numa dilatação progressiva do colo do útero e num parto natural.

> "A dor é basicamente uma tensão e uma dureza sentidas na zona abdominal, que é o resultado de empurrar o feto para baixo através do colo do útero e fazer com que o colo do útero se dilate... .É causada pelas contracções; ela (a mulher) não sente dores e fala baixinho, dizendo que o feto vai sair, seja qual for o seu tamanho - mas não sente dores; diz que a verdadeira dor foi quando deu à luz pela primeira vez; aos poucos, foi compreendendo as fases da gravidez e do parto e, quanto mais casos de parto tem, menos dores sente. A dor é normalmente reduzida; todas as clientes sentem dor, mas o limite varia de indivíduo para indivíduo; não há duas mulheres iguais. As clientes são capazes de suportar a dor das contracções até um certo ponto. Algumas clientes não têm contracções ou têm apenas contracções ligeiras. Eu tento aumentá-las para que se tornem mais fortes". (MW1)

> "É muito difícil exprimir ou escrever verdadeiramente sobre a dor do parto. Varia de cliente para cliente, mas é a dor que dá origem a um novo ser humano. Ainda não a pratiquei, mas é insuportável". (MW2)

> "Dar à luz é extrair uma alma de uma alma... As mulheres têm dor, mas uma dor silenciosa ... Algumas clientes não sentem contracções; algumas não sentem qualquer dor! Consegues imaginar isso?" (MW3)

> "O parto é sempre acompanhado de dor, e nós damos apoio durante a primeira e a segunda fase para ajudar a cliente a lidar com a dor. É a dor do parto que difere de uma cliente para outra" (MW5)

No entanto, as parteiras identificaram a experiência de dor das mulheres como "sofrimento" quando entram em trabalho de parto com sentimentos negativos. Quando as parteiras descreveram a experiência de dor das mulheres como "sofrimento", referiram-se ao aspeto emocional intensificado da dor. O sofrimento é causado pelo medo de uma experiência de dor negativa recorrente, pela ansiedade e pelo stress de não saber o que fazer durante os períodos de dor e de chegar ao hospital com um estado de espírito negativo por ter ouvido de outras pessoas que elas sabem como lidar com a dor do parto. Estas experiências ou emoções negativas resultam em sentimentos de impotência relativamente à forma de lidar com a dor e em raiva. A raiva faz com que as mulheres não cooperem ou não reajam em termos de aceitação da situação e de atuação de uma forma que as possa ajudar a lidar com a dor (por exemplo, técnicas de respiração, massagem nas costas, apoio e analgésicos). Por conseguinte, segundo as parteiras, as mulheres sentem uma energia negativa no seu corpo, em vez de descobrirem que são capazes de transformar a dor em seu benefício, ou seja, de progredir durante o trabalho de parto.

> "Se uma multípara tem problemas no primeiro e no segundo parto, por exemplo, ela espera voltar a enfrentar o mesmo tipo de sofrimento e dificuldades, dada a sua experiência. Mas nos casos em que uma primípara foi informada de que vai ter um parto doloroso, quando falo com ela, vejo que ela compreende rapidamente e comporta-se exatamente como eu lhe digo. Em contrapartida, uma multípara dirá que teve duas experiências más e que pode não obedecer às minhas instruções". (MW1)

> "A maioria das clientes sofre de dores de parto durante o parto. O nosso papel é oferecer ajuda e fazer com que a cliente se sinta relaxada e aliviar as suas dores. A respiração profunda reduz muito a dor: inspirar pelo nariz e expirar silenciosamente pela boca. A utilização deste método faz com que a cliente se sinta melhor e comece a falar de outra coisa. Além disso, a massagem nas costas alivia as dores e dá bons resultados. As clientes agradecem-nos por as fazermos sentir melhor". (MW5) "Quando uma mulher é internada, sente medo e as dores do parto são insuportáveis. Eu própria sou mulher e compreendo como isso é extremamente doloroso". (MW4)

As parteiras explicaram que as mulheres expressam o sofrimento que sentem com as dores do parto de diferentes formas. A linguagem corporal é um dos indicadores de que as mulheres estão a sofrer de dores de parto, o que pode incluir mudanças na expressão facial (olhar tenso), apertar as mãos e colocá-las sobre o abdómen. Também disseram que quando as mulheres entram em trabalho de parto sentindo emoções negativas/lembrando-se de experiências negativas, recusam-se a cooperar com as parteiras nos momentos de dor e durante o processo de parto. Desta forma, as mulheres acrescentam um tipo de energia negativa à experiência da dor real e sentem, então, uma dor emocional e física intensa. A dor do parto é então vivida como uma forma de sofrimento que pode pôr em risco a vida destas mulheres ou dos seus bebés por nascer - risco de vida porque as mulheres podem comportar-se de uma forma descontrolada que pode prejudicá-las a elas próprias ou aos seus bebés. As parteiras deram exemplos de movimentos corporais descontrolados, tais como as mulheres mexerem as pernas, baterem com a cabeça na parede, saírem da cama e deitarem-se no chão.

> "Como parteiras, sabemos muito bem que o sofrimento sentido com as dores do parto difere de cliente para cliente. Algumas pessoas podem concordar com este facto, enquanto outras discordam. Mas, de facto, a escala de dor é diferente de cliente para cliente". (MW3)

> "As expressões faciais mudam em consequência da dor; com o tempo, torna-se capaz de identificar a natureza dos sentimentos e do sofrimento do cliente. O rosto e as mãos ficam tensos, por exemplo, e ela coloca as mãos sobre a barriga... algumas clientes mexem o corpo, mexem as pernas, por exemplo". (MW1)

> "Quando o cliente está em sofrimento extremo, torna-se pouco cooperante; é capaz de fazer algo irracional. Lembro-me de um caso, um caso inesquecível. Uma primípara, com 18 anos, estava a sofrer dores de parto e tinha o colo do útero totalmente dilatado... estava muito pouco cooperante, apesar de ter tomado analgésicos... saía da cama e batia violentamente com a cabeça na parede. Deitava-se no chão. Não pensei que fossem dores de parto. Ela despiu-se toda". (MW2)

> "Muitos clientes ... apresentam muitos comportamentos estranhos e inesperados durante a segunda fase ... Uma cliente queria levantar-se da cama na fase de coroação. Recusou-

se a fazer força e insistiu em fazer uma cesariana... por causa das dores do parto, mas teve de colaborar". (MW4)

No caso de outras mulheres, a expressão verbal é um sinal de que estão a sofrer de dores, como gritar, recusar-se a deitar na cama para verificar a frequência cardíaca do feto e a evolução do trabalho de parto, pedir analgesia e recusar-se a cooperar com as parteiras. As parteiras qualificam esta atitude das mulheres como "não cooperante" e "recusa de cooperar", quando estão tão stressadas pela experiência de um parto doloroso que não são capazes de ouvir ou responder às instruções das parteiras.

"Alguns clientes gritam, outros recusam-se a deitar na cama, outros não conseguem deixar de se mexer e de se esparramar no chão. Insistem em ver os membros da sua família. Algumas utentes recusam-se a dar à luz se as mães não estiverem presentes na sala, o que também é uma forma de exprimir a sua dor". (MW3)

"Ela pode pedir drogas, pode querer dar-lhe dinheiro para tomar uma injeção. Ouvimos este tipo de coisas, mas nestas alturas o cliente não está totalmente consciente e não sabe o que está a dizer. Ela está a falar de medicamentos, de qualquer analgésico". (MW2)

Por outro lado, as parteiras notaram que algumas mulheres tentam esconder o seu sofrimento; condicionam-se a suportar a dor e ficam em silêncio. As parteiras descrevem as mulheres que têm a capacidade de suportar ou tolerar a dor como "cooperantes" e que não necessitam de cuidados específicos para além das intervenções hospitalares de rotina, como a monitorização e a observação do coração do feto.

"Francamente, não faço nada com uma cliente silenciosa. Ela fica ligada a um monitor cardíaco fetal e o médico pode avaliar o seu caso... ela é muito cooperante. Não encontro nada para fazer!". (MW3)

"É o corpo: alguns corpos suportam a dor e outros não. Há clientes que têm contracções ... e não sentem dor; depende da natureza do corpo do cliente". (MW5)

Tema 2: Trabalhar com a dor das mulheres durante o parto

baseia-se numa perspetiva individual que exige tempo

Quando as parteiras descreveram a dor do parto, disseram que se trata de uma experiência que difere de mulher para mulher, mas que não têm tempo suficiente para satisfazer as necessidades de alívio da dor de cada mulher. Nenhuma das parteiras falou sobre a sua experiência na avaliação da dor de cada mulher, na implementação de intervenções individualizadas para ir ao encontro das necessidades de alívio da dor da mulher, ou na avaliação da eficácia das intervenções efectuadas para a mulher. Apenas mencionaram as variações no grau de tolerância das mulheres à dor e a forma como abordaram esse facto. Referiram que a dor do parto varia de mulher para mulher. Deram vários exemplos das diferenças de tolerância à dor entre as mulheres, centrando-se no conhecimento das mulheres sobre a dor do parto, paridade e idade e quaisquer crenças erróneas sobre como expressar ou gerir a dor do parto, e também se centraram nas experiências anteriores de dor das mulheres. Uma das parteiras afirmou que as mulheres podem tolerar a dor do parto se tiverem tido uma experiência de dor positiva no passado, se compreenderem a dor do parto e se tiverem fé no facto de que a dor do parto é normal.

> "As dores de parto variam de mulher para mulher. Algumas mulheres conseguem suportar a dor, enquanto outras não, e algumas já tiveram experiência ou têm alguma ideia sobre a dor e acreditam que é normal". (MW1)

Como indicado por outra parteira, a tolerância à dor varia de acordo com a capacidade de lidar com a dor e a paridade da mulher. Algumas mulheres, como as primíparas, lidam com a dor e respondem às instruções da parteira sobre como se comportar durante os momentos de dor. Por conseguinte, sentem menos dores e são descritas como "cooperantes":

> "Bem, nem todas as clientes são iguais. Quero dizer que algumas têm a capacidade de suportar a dor, enquanto muitas não têm, algumas são cooperantes e outras não... quando uma primípara está prestes a dar à luz, comporta-se bem e é mais cooperante do que as

multíparas. Portanto, a forma como se lida com as dores do parto difere de uma mulher para outra". (MW4)

Outra parteira acredita que a idade da mulher determina o grau em que ela pode tolerar as dores do parto. A sua experiência mostra-lhe que as mulheres grávidas jovens suportam melhor as dores do que as mulheres mais velhas.

"Tenho uma longa experiência de casos diferentes. Algumas clientes chegaram com o "colo do útero totalmente dilatado" e eram grandes multíparas. Penso que as clientes mais velhas têm corpos que não suportam a dor como os corpos das clientes mais novas. De facto, quando uma primípara é submetida a uma cesariana com o colo do útero totalmente dilatado, sinto-me muito ansiosa porque ainda tenho receios em relação ao caso. Posso intervir para ajudar a cliente a ter um parto normal; os médicos ficam sempre muito satisfeitos por trabalharem comigo". (MW2)

As parteiras também referiram que as mulheres (sobretudo as primíparas e as jovens) não têm conhecimentos sobre as dores do parto e sobre como lidar com elas: "Quero que a cliente respire bem fundo e saiba como lidar com as dores do parto, não que grite. Ela não sabe o que fazer durante as contracções". As parteiras afirmaram que, quando as mulheres entram em trabalho de parto sem saber o que fazer ou como gerir as dores do parto, tornam-se impotentes para lidar com as dores, menos tolerantes e mais dependentes da ajuda da parteira.

"Por vezes, a cliente não sabe nada sobre o parto, sobre o trabalho de parto ou sobre o que deve fazer durante o trabalho de parto... tudo o que sabe é que está no nono mês de gravidez... não tem formação em educação para a saúde nem qualquer experiência... são as clientes muito jovens, com idades compreendidas entre os 17 e os 18 anos... a cliente está totalmente dependente da parteira e, por isso, ela tem de a ajudar". (MW4)

"Algumas mulheres estão aqui pela primeira vez e não fazem ideia do que é o trabalho de parto e das dores que este envolve - e isso, de facto, aumenta as suas dores. Algumas mulheres são instruídas e outras não. Algumas mulheres viram vídeos, por isso são as que têm alguma ideia do que vai acontecer, especialmente as que estão a dar à luz pela primeira vez". (MF1) "Uma primípara não tem experiência... não sabe nada... e isso deve-se à falta de educação para a saúde". (MW2)

Assim, uma das parteiras falou da sua experiência com primíparas que sofrem devido à sua falta de conhecimentos sobre as dores do parto. Ela disse que colabora com uma primípara dando-lhe instruções para que ela possa tolerar melhor a dor. Por exemplo, ela fala com a mulher na sua própria língua, encorajando-a a tolerar a dor, a respirar profundamente durante os momentos de dor e a fazer força se sentir vontade de o fazer.

> "Digo-lhe para tolerar a dor extrema e dou-lhe conselhos sobre a forma de a controlar. Quando o abdómen/barriga endurece, isso significa que ela precisa de fazer força, por isso peço-lhe que faça força, que respire a cada dor e que faça força como se estivesse na casa de banho e quisesse defecar". (MW1)

Em contrapartida, outra parteira constatou que, nalguns casos, as primíparas conhecem a dor e lidam melhor com ela do que as multíparas. Ela disse que, embora as primíparas ainda não tenham experimentado a dor a sério, ela apoia-as durante os períodos de dor.

> "Por vezes, acho que as primíparas dão mais feedback do que as multíparas. Uma primípara, por vezes, lida melhor com as dores do que uma multípara. Ela é mais capaz de lidar com as dores do parto porque é a sua primeira experiência e eu posso dar-lhe mais apoio". (MW2)

De acordo com as parteiras, é importante concentrarmo-nos nas mulheres que entram em trabalho de parto e que têm sentimentos negativos baseados em experiências anteriores de dor e na impressão errada de que a dor do parto se resume a gritos e berros. As parteiras parecem acreditar que sabem o que as mulheres estão a sentir e a pensar. Por isso, não tentaram ouvi-las ou perguntar-lhes como se sentiam. A partir da sua experiência na sala de partos, as parteiras reconheceram que as mulheres que gritam precisam de intervenções individualizadas. Estas intervenções ajudam a aliviar o sofrimento das mulheres e incluem fornecer-lhes informações sobre as dores do parto, bem como apoio emocional para as acalmar e ajudá-las a compreender que é normal ter dores do parto.

> "Algumas mulheres são afectadas pela experiência dos outros e pelo que lhes dizem, têm certos pensamentos... As primíparas - mulheres que dão à luz pela primeira vez -

não sabem o suficiente sobre a dor, por isso o meu trabalho é ajudá-las a compreender o que é a dor do parto". (MW1)

"Já sentem dor, mas pensam que o trabalho de parto significa que têm de gritar, ou pensam que quando gritam podem receber mais cuidados. Algumas delas gritam devido ao tipo de contexto comunitário de onde provêm. Gritam porque sentem que têm de o fazer, não por causa da dor propriamente dita. Se são primíparas, sentem-se assustadas, e o seu meio leva-as a adotar uma certa atitude em relação à dor, como a necessidade de gritar 'colo do útero com 1 cm de dilatação! (MW5)

O MW 5 também disse que: "A comunidade de onde as clientes provêm também incutiu na mente de algumas delas crenças erradas sobre o trabalho de parto e as dores do parto. Algumas clientes acreditam que as coisas podem ser melhores se gritarem. Isso não me impede de lhes dar apoio psicológico, o que acaba por dar bons resultados. As clientes chegam até nós com um grande medo do parto que lhes foi incutido pelas pessoas que as rodeiam. Essas pessoas disseram-lhes que o parto é horrível, que um exame interno é doloroso, etc.".

Uma das parteiras referiu que, por vezes, as mulheres gritam por não conseguirem tolerar dores tão fortes. Nesses casos, ela dá apoio psicológico às mulheres, o que pode ajudá-las a suportar a dor.

"A questão de suportar as dores do parto difere de uma mulher para outra. Para além disso, a primeira coisa a fazer é trabalhar o apoio psicológico, que eu considero a coisa mais importante a fazer na sala de partos". (MW4)

MW5 também falou sobre a prestação de apoio psicológico e medidas de conforto, afirmando que: "O apoio psicológico tem um grande efeito nos clientes... A cliente grita porque está a sofrer muito. Eu peço-lhe para respirar fundo, o que alivia a dor. Mas se ela continuar a gritar, isso pode prejudicar o feto e causar bradicardia fetal. Estou sempre a dar instruções às minhas clientes: deite-se sobre o seu lado esquerdo, respire fundo, pare de gritar, e assim por diante. Isso ajuda a cliente a sentir-se melhor".

As parteiras pareciam acreditar que as experiências anteriores das mulheres com as dores do parto determinam as suas reacções, quer às dores em si, quer ao facto de seguirem ou não as instruções das parteiras sobre a gestão das dores. Afirmaram que as mulheres que chegam para dar à luz e que tiveram uma experiência anterior positiva de dores de parto são capazes de gerir a dor com menos dependência das parteiras:

> "Geralmente não tenho dificuldades com as multíparas porque elas têm uma ideia do que esperar e compreendem o que se está a passar. Elas sabem o que fazer e como empurrar o feto, mas as primíparas têm mais facilidade em compreender do que as multíparas e são mais rápidas quando dou instruções." (MW1)

> "O que é certo é que as multíparas sabem o que esperar porque já deram à luz antes. Elas têm experiência de partos anteriores". (MW2)

No entanto, as mulheres que têm emoções negativas associadas a um parto doloroso no passado têm dificuldade em lidar com a dor e podem não responder a qualquer tipo de ajuda das parteiras ou seguir as instruções dadas por elas.

> "Se as multíparas tiveram problemas com o primeiro e o segundo parto, por exemplo, pensam que vão ter o mesmo sofrimento e as mesmas dificuldades, por isso vêm com a sua experiência passada em mente". (MW1)

> "As multíparas têm uma ideia já formada sobre a dor do parto, o que significa que consideram a experiência traumática". (MW2)

> "Uma cliente multípara com um colo do útero dilatado de 8 cm foi admitida ...
> Pedi-lhe que não fizesse força porque o trabalho de parto estava a progredir bem, mas ela continuou a fazer força sobre o feto. Felizmente, ele salvou-se; conseguimos salvar-lhe a vida. Devido às suas dores extremas, ela recusou-se a responder às minhas instruções". (MW3)

As parteiras também descreveram as primíparas como sendo aprendizes rápidas e cooperativas, porque respondem às instruções das parteiras, pelo que se sentem confortáveis a trabalhar com elas. As parteiras referiram que as primíparas confiam no que lhes é dito pelas parteiras sobre a gestão da dor do parto, porque nunca o experimentaram antes. Elas ouvem as parteiras, habituam-se ao ambiente do parto e dão as respostas correctas às instruções das parteiras.

"Por vezes, a primípara aceita as instruções mais rapidamente e

> mostra mais cooperação. Diz que aguenta as dores mas quer ver o bebé em segurança. Ela sente as contracções e aguenta-as". (MW1)

> "Quando ela chega à fase das dores do parto, já não sente medo. Agora está a encarar a realidade. O feto, que passou nove meses no seu abdómen, vai sair. Ela sente mais determinação do que medo e dor. Sinto-me mais tranquila com uma primípara do que com uma multípara ou uma grande multípara". (MW2)

> "As primíparas são mais cooperantes do que as multíparas, e sinto que elas se habituam gradualmente ao ambiente do parto e conseguem lidar com as dores do parto. Algumas primíparas não são muito velhas ou têm cerca de trinta anos e conseguem lidar melhor com a dor do que as mais velhas e vice-versa". (MW4)

Uma parteira recordou um encontro difícil com uma jovem primípara, que simplesmente não respondia às instruções das parteiras sobre a gestão da dor porque não sabia o que era a dor do parto e estava a sofrer muito. A parteira concluiu que a administração de analgésicos em situações como esta irá aliviar o sofrimento da mulher e fazê-la sentir-se confortável e relaxada até ao fim do processo de parto:

> "Geralmente, é a própria situação que determina o que devo fazer. Algumas clientes dão à luz facilmente e vão-se embora sem necessidade de se preocuparem com a sua segurança; não precisam de analgésicos. Mas as primíparas que têm dores de parto extremas e são muito jovens precisam de analgésicos para as aliviar. Elas também se sentem muito confortáveis e relaxadas quando reparamos o períneo no terceiro e quarto estágios". (MW3)

Tema 3: Trabalhar com mulheres em sofrimento utilizando as suas próprias estratégias e influenciando a forma de pensar das mulheres

As parteiras exprimiram o desejo de ajudar todas as parturientes nos momentos de dor, sem deixarem de ser responsáveis pela realização das tarefas hospitalares. Tentam aproveitar todas as oportunidades para apoiar as parturientes e ajudá-las a suportar as dores do parto. No entanto, depararam-se com problemas que constituíram obstáculos à concretização dos objectivos institucionais. Falaram dos problemas decorrentes de situações que exigem que apoiem as parturientes que sofrem tanto das dores do parto como dos pensamentos negativos induzidos pelo sentimento de dor. Estes pensamentos negativos desviam a atenção das mulheres da importância da dor do parto e da capacidade de a enfrentar. Segundo as parteiras, estes pensamentos negativos podem também influenciar o estado de espírito e o nível de energia das mulheres nos momentos de dor e durante o trabalho de parto. As parteiras descreveram as situações com que se deparam, como trabalhar com mulheres difíceis ou que não cooperam, e como aprenderam a lidar com elas de uma determinada forma. Explicaram que uma das principais abordagens que utilizam nessas situações é apoiar as mulheres, quebrando o padrão de pensamento negativo que elas têm e que decorre do facto de sentirem dor. "No início da dor, ela compreende que a ela se seguirá um momento em que poderá relaxar". (MW1)

As parteiras quebram o padrão de pensamento negativo sobre a dor em vez de, digamos, aliviar a sensação de dor administrando medicamentos. Explicaram que alteram o pensamento negativo das mulheres sobre a dor mostrando o seu apoio ou falando sobre a alegria de ter um bebé. Estabelecem uma ligação com as mulheres perguntando-lhes como se sentem, estabelecendo contacto visual, segurando-lhes a mão ou brincando com elas e sorrindo-lhes. Desta forma, as mulheres apercebem-se de que as parteiras as estão a ouvir e as valorizam. Isto dá-lhes mais coragem e elas respondem às palavras e às acções das parteiras. Assim, sentem-se mais tranquilas e capazes de suportar a dor:

> "A maioria das mulheres coopera quando falamos com elas. Pergunto à cliente sobre a sua família e os seus filhos, sobre o feto, se é macho ou fêmea, como lhe vai chamar, e isso alivia-lhe as dores, mesmo que esteja totalmente dilatada". (MW5)

> "Estou familiarizado com todos os tipos de casos; pode falar gentilmente com todas estas mulheres ou talvez fazer uma piada ligeira. Pode ser simpática com todas elas, mesmo que estejam cansadas por causa das dores fortes". (MW2)

> MW2 também disse: "Tocar ou sorrir para os clientes encoraja-os. Dou-lhes um dos meus sorrisos largos, sinto-me muito satisfeito, feliz... Quando seguro a mão do cliente ... sinto-me como se estivesse no lugar dela. Sinto que a apoio fornecendo-lhe energia e mostrando-lhe bondade. O feto sai em segurança e a cliente sente-se relaxada e não está sozinha; sente que há pessoas a cuidar dela".

> "A petidina não foi a razão pela qual ela sentiu alívio das dores. O meu sorriso e a minha expressão simpática foram o que a tranquilizou. Disse-lhe que Deus a iria abençoar e ela respirou fundo. Dessa forma, fi-la sentir-se relaxada e acalmá-la; ela tornou-se cooperante e reactiva". (MW4)

As parteiras ouvem o que as mulheres dizem sobre as dores do parto e demonstram o seu apoio permitindo-lhes exprimir os seus pensamentos e sentimentos. Respondem às preocupações das mulheres de uma forma que reflecte que se preocupam com o que elas estão a sentir. Isto, segundo as parteiras, ajuda as mulheres a sentirem-se apoiadas e compreendidas. Por exemplo, uma das parteiras descreveu a sua experiência com uma mulher que estava a gritar muito durante o trabalho de parto. Ela disse que algumas mulheres gritam de dor e, por isso, recusam-se a responder às instruções da parteira, tais como cooperar quando o monitor CTG (CardioTocoGraphy) está ligado ou ficar na mesma posição na cama. A parteira disse que usou um tom gentil ao dizer a esta cliente em particular que compreendia a sua dor mas que, ao mesmo tempo, também se preocupava com a saúde do seu bebé. A mulher deixou então de pensar na dor, começou a pensar na vida do seu bebé, compreendeu melhor a sua situação, sentiu-se apoiada e aceitou as acções da parteira.

> "Sempre que há um cliente que grita muito, pedem-me para tomar conta dele ... Alguns clientes não gostam de ser colocados no aparelho ... o CTG ... nem querem ficar deitados na cama. Mesmo quando falo amavelmente com uma cliente, ela pode recusar-se a colocá-lo. Então, eu digo-lhe que é essencial para mim ouvir o pulso do feto e saber quando ele está a ficar cansado. E isso convence a cliente a colocá-lo para proteger o seu feto". (MW1)

De acordo com a experiência de outras parteiras, a quantidade de apoio emocional prestado às mulheres que estão a sofrer dores fortes depende da sua opinião sobre "gritar e berrar". Os gritos e berros parecem ser permitidos quando as mulheres estão a sentir dores fortes, o que acontece principalmente durante o nascimento do feto (a segunda fase do trabalho de parto). A justificação para esta abordagem (aos gritos e berros) é que os gritos são permitidos quando são uma expressão de dores fortes, mas não são permitidos quando são uma chamada de atenção das parteiras. As parteiras afirmaram que é nesta base que apoiam as mulheres quando estas gritam devido a dores fortes. Isto significa, na opinião das parteiras, que o momento e a forma como as mulheres gritam são um fator decisivo para as apoiar e aliviar as suas dores. No entanto, a incapacidade das parteiras de comunicar suficientemente bem com as parturientes parece limitar a sua compreensão de que os gritos podem ser um sinal de libertação do stress. Quando as mulheres persistem em reprimir mental e fisicamente este nível de stress, chegam a uma fase em que não conseguem ouvir ou cooperar com ninguém e exprimem verbalmente os seus sentimentos de stress:

> "Durante os períodos de contração, ela tem medo da dor, diz que sente como se o abdómen fosse explodir. Na verdade, ela ignora alguns factos sobre o trabalho de parto e o feto, por isso ajudámo-la a compreender que é normal sentir dores. Queremos que as contracções consecutivas acelerem o trabalho de parto. Ela começa a compreender que tem de suportar um período de 10-15 minutos de dor temporária e que a dor desaparece de seguida. O momento mais difícil é quando o feto sai. A contração em que a cabeça do feto aparece é o momento mais difícil, porque a cabeça é uma massa óssea; por mais que ela grite, é aceitável, porque é o clímax da dor. De facto, é uma grande dor e ela deve fazer mais força. Depois, quando o feto nasce, ela pode relaxar, colocamos o bebé perto dela para que o possa sentir e tocar. Agora, todas as dores desapareceram. A maternidade é uma sensação óptima". (MW1)

> "Digo-lhe que gritar tem um efeito negativo para o feto e para ela também, porque não vai conseguir fazer força. Ela não vai ter energia suficiente para fazer força, sobretudo na altura em que a cabeça tem de ser empurrada para fora". (MW5)

> "O multíparo geralmente começa a gritar... Isto significa que é possível que a multípara se recuse a sentar-se na cama, pois não coopera. Posso pedir à família que me ajude a

> convencer a multípara a deixar-me fazer o exame vaginal durante as contracções". (MW4)

Algumas parteiras explicaram que é importante compreender o que as mulheres estão a dizer, mas que dar apoio não significa que tenham de concordar com os desejos das mulheres. Não podem atender aos desejos de uma mulher quando tal ação não é prática, como mudá-la para outra cama quando as outras estão ocupadas ou quando isso afecta a segurança da mulher ou do bebé - se, por exemplo, a mulher quiser doses frequentes de analgésicos.

> "Há muitas vezes em que uma cliente diz que não suporta os gritos dos outros. Digo-lhe que lhes vou dar um analgésico se continuarem a gritar. Ela diz-me que a sua dor tem origem no medo e pergunta se é possível mudá-la para outro sítio. Respondo-lhe que a mudarei quando for possível, mas que, entretanto, terá de ficar no quarto. Assim, o som dos gritos não desaparece porque os outros estão na mesma ala "primeira fase". Quero pô-la noutra cama, na esperança de que isso alivie os seus medos". (MW1) "Ela pede-me às vezes para deixar o marido comprar-lhe analgésicos na farmácia. Eu tento ir ao encontro dos seus desejos, mas não a engano". (MW2)

As parteiras consideraram que uma boa forma de apoiar as mulheres é falar-lhes com gentileza e assegurar-lhes que é normal sentir dor, pedir-lhes que respirem profundamente sempre que tiverem dor e encorajá-las a cooperar com as suas parteiras. Algumas parteiras sentiram que encorajar as mulheres a serem fisicamente enérgicas durante o trabalho de parto ajuda as próprias mulheres, bem como a parteira, a conseguir um parto seguro. Afirmaram que dizem às mulheres que as dores do parto são normais e que desaparecerão quando derem à luz. Não serão mais do que uma recordação no momento em que virem o seu bebé recém-nascido. As parteiras orientam as mulheres, dizendo-lhes que só precisam de estar calmas, de não se assustarem com os gritos das outras mulheres e de tolerarem as dores para poderem ver um bebé saudável no final do processo de parto. As parteiras consideram que estas palavras encorajam as mulheres a manterem-se calmas em vez de gritarem, de modo a pouparem a sua energia física para o resto do processo de parto e a conseguirem gerir a dor.

> "A minha maneira de falar tem de ser significativa e eficaz, e desempenha um papel importante. Digo-lhe que vai sentir muito poucas dores quando a cabeça do feto sair e que depois as dores vão desaparecer completamente. Isso ajuda-a a acreditar que, quando o feto sair, as suas dores vão parar nesse momento - o momento mais difícil. Ela sentirá dores durante um curto período de tempo, depois essas dores serão esquecidas e o momento mais difícil passará tranquilamente. Depois de dar à luz e ver o seu bebé, sente-se tranquila. Diz que é a última vez que engravida - diz que nunca mais! - mas quando vê o bebé muda de ideias e diz: 'Até à próxima'". (MW1)

> "Quando falo com a cliente, tento falar com a sua alma e isso melhora o seu bem-estar mental; ela consegue suportar a dor porque há uma pessoa bondosa ao seu lado que está a cuidar dela. Digo à cliente que quanto mais calma e relaxada estiver, melhor se sentirá, o que a ajuda a obter um bom resultado e também ajuda os outros à sua volta a sentirem-se melhor". (MW2)

> MW1 disse ainda: Por vezes, digo a uma cliente que grita que quanto menos gritar, mais progressos fará durante o trabalho de parto: "As clientes que gritam menos darão à luz antes de si! Isso fá-la sentir inveja e faz com que deixe de gritar tanto. Começa a perceber que deve poupar energia para empurrar o feto para fora, o que funciona: ajuda-a a dar à luz. No final do trabalho de parto, começa a chorar e a pedir desculpa, dizendo que estava descontrolada... Dá à luz em segurança e diz que conseguiu suportar as dores do parto, mas não os outros gritos".

O apoio às mulheres durante os períodos de dor foi muitas vezes considerado benéfico para as ajudar a sentirem-se relaxadas, tranquilas e calmas, e capazes de colaborar com a parteira para poderem dar à luz em segurança.

> "Recebi duas clientes, fiz o historial completo, examinei-as e tentei aliviá-las, falei com elas com muita simpatia, dei-lhes apoio, disse-lhes que ficariam mais tranquilas e que as ajudaria a dar à luz, e disse-lhes que lhes daria um analgésico". (MW2)

> "A minha abordagem consiste em começar por dar apoio emocional à cliente. Tento dar-lhe alguma segurança. Explico-lhe as dores. Digo-lhe que todas as mulheres aqui sofrem de dores de parto e que ela também tem de as suportar". (MW3)

> "A paciente chega aqui com uma fobia de dar à luz. A maior parte dos gritos e berros resulta do medo de não conseguir dar à luz. Ela tem medo do processo de parto,

sobretudo se for uma recém-chegada. Quando se dá apoio adequado, ela consegue relaxar e sentir-se calma. Quando se dá apoio dizendo à cliente que é normal sentir dor, ela sente a dor mas não sabe que vai ter contracções; só sabe que sente a dor. Digo-lhe que, sempre que tiver dores, tem de respirar fundo, fazer força para baixo e ser cooperante. Isto dá-lhe um sentimento maior de que faz parte de uma colaboração e ajuda a aliviar ou a matar a dor, o que, por sua vez, resulta no parto seguro de um bebé saudável". (MW1)

Segundo as parteiras, o apoio verbal por vezes não é suficiente. Por isso, fazem tudo o que está ao seu alcance para ajudar as mulheres a encarar as dores do parto como sendo necessárias para conseguir um parto normal. Falam em mudar a forma como as mulheres pensam sobre as dores de parto. Elas mudam o foco do seu pensamento de "baseado no medo" e manifestado por "gritos e berros" para "baseado no conforto" e manifestado por "paciência e tolerância" como resultado. Isto facilita o seu trabalho como parteiras hospitalares ao mesmo tempo. Fazem coisas pelas mulheres que sabem que estas podem apreciar, sentir-se melhor e colaborar. As parteiras continuam a apoiar as mulheres, falando com elas até que estas sintam que estão de facto a ser apoiadas, por exemplo, permitindo que os membros da família estejam com as mulheres, pedindo-lhes que relaxem e respirem fundo, acalmando-as ou oferecendo-lhes água/comida. As parteiras consideram, por exemplo, que o seu papel no apoio às primíparas consiste em aumentar a sua tolerância à dor do parto e poupar a sua energia física para o final do processo de nascimento. Elas sabem quando e como tratar as mulheres primíparas que se sentem assustadas e que entram em trabalho de parto com pensamentos negativos sobre a dor do parto. Tratam-nas com gentileza e dizem-lhes como é importante colaborar com a parteira durante o processo de parto. Se as mulheres não se sentirem convencidas pelas garantias da parteira, um membro da família pode ajudá-las. Dizem que as mulheres não param necessariamente de gritar, mas que se sentem reconfortadas e conseguem suportar as dores, ao mesmo tempo que se tornam mais receptivas para facilitar o trabalho da parteira.

"Olho para ela como se fosse uma criança. Tento ser simpático com ela. Digo-lhe que vai sentir dores de parto no início, mas que no fim terá o seu novo bebé após nove meses de gravidez. Isto ajuda-a a relaxar e a sentir-se feliz. Ela aguenta as dores sabendo que acabará por ter o seu bebé. Ela vai sofrer, mas não deve ter medo. Faço o meu melhor para lhe proporcionar algum alívio. Isso torna-a mais cooperante. Não acho que seja uma dor tremenda; é verdade que a cliente grita e fala muito, mas ela pode ajudá-la e você pode ajudar-se a si própria. É possível reduzir 18 horas de trabalho para 5 horas ou menos e poupar tempo e esforço". (MW2)

"As clientes muito jovens ou primíparas querem por vezes que a mãe esteja com elas na sala de parto. Isso não é permitido, mas eu deixo-as entrar para falar com as suas filhas... Digo à mãe da cliente para convencer a filha a colaborar comigo e não gritar. A cliente tem de suportar a dor. Tudo vai acabar muito em breve". (MW4)

No entanto, as dificuldades enfrentadas por uma mulher que se recusa a colaborar com a parteira, por estar stressada com certos conflitos familiares ou por se sentir desconfortável no ambiente do parto, não se resolvem apenas com o apoio verbal da parteira. A chave para a resolução destas dificuldades reside na presença da família da mulher ou da parteira. As parteiras ajudam as mulheres a sentirem-se seguras no ambiente do parto, e o seu papel consiste em cuidar delas quando precisam das parteiras e em garantir um processo de parto seguro.

"Uma cliente veio para dar à luz. Foi muito difícil lidar com ela. Recusou-se a ser examinada. Recusou-se a deitar-se na cama. Recusou-se a fazer a CTG. Quando se tornou completamente não cooperante, tentámos deitá-la na cama, mas ela recusou. Trabalhámos em equipa e o médico ajudou-nos, mas fomos obrigados a trazer a mãe para a sala de partos. A cliente sentiu-se então calma e confortável com a presença da mãe. Algumas utentes sentem que estão sozinhas neste ambiente, por isso precisam de um rosto familiar". (MW3)

"Começo por dar apoio psicológico para que ela se sinta confortável e perceba que está num ambiente seguro. Sou muito solidário com ela. Digo-lhe que se ela me ajudar, o seu parto será mais fácil. Deus facilitar-lhe-á o parto. Estou aqui simplesmente para cuidar dela e para manter a pulsação do feto. Algumas clientes relaxam depois de ouvir isso e cooperam comigo". (MW4)

MW 4 também disse: "Faço o meu melhor para a ajudar, continuo a fazer-lhe perguntas ou a ajudá-la. Estou sempre a tentar acalmá-la. Digo-lhe que não há alívio total para as dores; o parto e as dores andam de mãos dadas. Quanto maior for a dor, maior será a dilatação do colo do útero. E, como parteira, sou responsável pela mãe e pelo bebé. Tenho de terminar estes nove meses de gravidez com sucesso, sem asfixia ou hipoxia".

O cumprimento de determinados critérios institucionais pode ser um desafio para as parteiras, porque têm de garantir que há camas disponíveis para as mulheres que estão à espera de ser admitidas na sala de partos. Têm de ativar o processo de nascimento e dar à luz as mulheres em segurança num curto espaço de tempo. Por isso, procuram ajudar as mulheres a tolerar as dores do parto, quer falando-lhes da alegria de ter um bebé ou da importância de pouparem a sua energia física em vez de a gastarem em gritos desnecessários (nas primeiras fases do trabalho de parto), quer acalmando-as, oferecendo-lhes um copo de água ou um chocolate. As parteiras querem que as mulheres se sintam relaxadas e tenham alguma energia física de reserva para poderem colaborar com elas durante o parto sem que haja atrasos ou possíveis complicações.

"Alivio-lhe a dor e ajudo-me a mim próprio, facilitando o meu trabalho. Estou sempre a falar-lhe do feto, que em breve virá ao mundo, mas ela nunca acredita nisso até o ver à sua frente. Ela pede-me para a ajudar a dar à luz; está desejosa de o ver". (MW2)

"Eu próprio faço o meu melhor para ajudar e fazer com que o cliente se sinta relaxado. Alguns médicos chamam-me a 'petidina' da cliente .... Eu faço o meu melhor para a ajudar a dar à luz a uma determinada hora, e há muitas clientes à espera. É uma colaboração entre a parturiente e a parteira; quanto mais ela compreender a natureza da colaboração, mais reduzimos os gritos e as gritarias. Algumas clientes pensam que têm de gritar e berrar qualquer tipo de contração que tenham. Vêm de um determinado tipo de contexto; pensam que têm de gastar a sua energia a gritar e a berrar. Eu tento fazê-la compreender que esse é um comportamento errado, porque a sua energia deve ser utilizada para provocar o processo de parto. Em pouco tempo, a energia dela acaba e isso cansa-nos aos dois. Educar o cliente torna as coisas mais fáceis". (MW1)

"No início, a cliente estava a gritar muito alto. Pedi-lhe que respirasse bem fundo. Ela não me ouviu no início. Pedi-lhe uma segunda e uma terceira vez, e então ela começou a responder. Acalmou-se e dormiu. Começou a perguntar quando ia dar à luz; esqueceu-se da dor e falou de outra coisa. Falei-lhe do seu caso e de quanto tempo precisava para dar à luz. A cliente sentiu-se relaxada e deu um grande sorriso. Posso dar-lhe um copo de água ou um pedaço de chocolate. Ela pode cair na inconsciência. Posso dar-lhe uma pequena quantidade de comida. Desta forma, ela pode esquecer a dor durante algum tempo e deixar de gritar. Quando vem outra contração, faço a mesma coisa". (MW5)

Tema 4: A instituição incapacita as mulheres para trabalharem sobre a sua dor sem que lhes seja dada uma oportunidade de o provar

O papel das parteiras que trabalham na sala de partos é o de cuidar das parturientes em conformidade com os seus colegas e com a política do hospital. Isto significa que não se preocupam necessariamente com o quê, porquê e como as mulheres se sentem, uma vez que têm de cumprir as suas tarefas hospitalares e satisfazer os seus colegas. Acreditam que a verdadeira razão pela qual se preocupam é para obter o apreço dos colegas e dos directores do hospital. Satisfazem a instituição e os colegas trabalhando em "equipa" e executando as suas tarefas hospitalares de forma adequada e atempada, com poucos riscos para a vida da mulher e do bebé. Por "trabalho de equipa", as parteiras entendem que realizam as suas tarefas hospitalares em coordenação com outros prestadores de cuidados ao parto, como as parteiras e os médicos de serviço. Nos casos em que trabalham com cinco a seis parturientes, têm dificuldade em lidar com as mulheres ou constatam que a mãe e o bebé se encontram em estado crítico, afirmam que colaboram com outros prestadores de cuidados ao parto ou delegam-lhes as suas tarefas. Desta forma, partilham a responsabilidade de prestar cuidados às mulheres e realizam as suas tarefas hospitalares de forma segura e eficiente.

"Estou num hospital central. Tento acelerar o trabalho de parto da mulher e fazer com que progrida mais depressa. Tenho de o fazer porque não posso deixá-la usar a cama durante muito tempo. Temos muitos internamentos, por isso o tempo é um fator decisivo". (MW1)

MW1 descreveu o seu trabalho e as suas emoções quando trabalha num ambiente de parto sobrecarregado: "É um hospital público, um hospital que está superlotado, mas o que ajuda é o facto de termos um elevado nível de experiência; somos capazes de manter o controlo da situação ... apesar de a situação aqui ser movimentada e cheia de gente, eu consigo manter o controlo da situação; não vão surgir complicações. Posso dar petidina a uma cliente, que lhe alivia as dores e a ajuda a dar à luz, e durante esse tempo posso monitorizar a tensão arterial de outra cliente. Assim, o trabalho em equipa reduz a pressão e o stress no trabalho. Os níveis de pressão e de stress na sala de partos são mais elevados do que no piso normal, onde os clientes estão estáveis. Os casos críticos nunca são tratados neste piso"

"Dei-lhe 50 mg de petidina, que eu próprio trouxe e lhe dei, não o médico. Esta é geralmente a política seguida ... O caso era meu, por isso tomei a decisão". (MW3)

MW3 falou sobre o seu stress emocional ao lidar com a dor de mulheres que não cooperam em alturas de sobrecarga de trabalho. A sua preocupação era não expor as mulheres ao perigo de overdose de fármacos (por exemplo, petidina como analgésico ou sintotónico como ueterotónico), sobretudo quando as mulheres pedem doses mais repetidas do que a dose habitual e quando tem de coordenar os cuidados a outras clientes para realizar as tarefas do parto com o mínimo de riscos: "Não posso dar-lhe analgésicos de meia em meia hora, nem posso acelerar as contracções para que a dilatação seja rápida. Por vezes, as clientes colocam o líquido numa posição muito rápida, o que me deixa nervosa e stressada. Digo-lhe que esse não é um comportamento correto, que conduz a perigos. Digo-lhe que faço o meu trabalho e que compreendo que ela está com dores, mas que não lhe posso dar mais analgésicos. Além disso, não posso ficar tanto tempo ao lado dela a segurar-lhe a mão".

As parteiras descreveram os seus sentimentos relativamente às tarefas que lhes são pedidas. Sentem stress e um sentimento de culpa quando não conseguem completar as suas tarefas com sucesso e, por isso, têm receio de assumir responsabilidades e de se arriscarem a ficar sozinhas em situações difíceis. Por conseguinte, sentem uma sensação de segurança quando partilham a responsabilidade com outros colegas em tais situações críticas, sabendo que há menos hipóteses de a instituição ser responsabilizada por complicações ou riscos.

"Quero chegar a um ponto em que sinta que o cliente não se importa comigo... Estamos num hospital público. Não podemos atuar da forma que gostaríamos. Por vezes, sinto-me insatisfeito e tenso por não poder ajudar um cliente que sofre de dores de parto extremas. Sinto-me culpada se não oferecer a ajuda certa. Penso nos clientes à noite, na cama. Não me consigo perdoar se alguma coisa corre mal. " (MW2)

"A pressão do trabalho é stressante para o pessoal... Eu deveria ser responsável por um ou dois clientes, não mais do que isso. Se me derem tarefas que ultrapassam as minhas capacidades, não poderei fazer o meu trabalho corretamente. Sinto-me stressado se for responsável por um caso crítico - trabalho, quarta fase, segunda fase, reparação - e o médico quiser que eu o assista. Esta carga de trabalho pesada é o principal motivo de pressão ou de stress". (MW3)

"Quando sinto que não prestei ajuda suficiente, fico ansioso e preocupado". (MW1)

"A sobrecarga torna muito difícil a gestão da dor do parto. Isso faz com que nos sintamos stressados e isso vai resultar no caos. Como é que podemos arrumar as coisas e tomar medidas bem sucedidas quando estamos muito ocupados? Posso ajudar 20 ou 22 clientes, para além de 4 cesarianas, a dar à luz. A carga e a falta de pessoal de enfermagem são os nossos problemas no hospital. Além disso, o hospital não dispõe de serviços de hotelaria que os clientes encontram nos hospitais privados. Por exemplo, não se pode dar à cliente nenhum analgésico que a possa aliviar depois do parto". (MW4)

Em contrapartida, as parteiras sentem-se satisfeitas e contentes quando controlam a evolução do trabalho de parto das mulheres e podem levar a bom termo a viagem de parto sem complicações, porque sabem que os seus esforços serão apreciados por outros.

"É o suficiente para que eu possa dormir à noite sentindo-me tranquilo e satisfeito por nunca ter utilizado o tratamento errado nos meus clientes. Basta que eu possa ajudá-los e que eles fiquem satisfeitos. Podemos ajudar as mulheres no parto porque o feto também ajuda a descer pelo útero. Sinto-me satisfeita quando a cliente é poupada a quaisquer complicações e quando estou a fazer o meu melhor para a ajudar". (MW1)

" Espero que todos os clientes saiam satisfeitos e felizes, penso que seria uma boa recordação para a mãe, mas não gostamos que ela tenha más recordações, gostamos que ela conte aos outros a sua boa experiência, as parteiras simpáticas, o pessoal cooperante, etc.". (MW3)

As parteiras referiram que tentam encontrar formas de realizar as tarefas hospitalares sem se queixarem. Mostram vontade de assumir responsabilidades e desafios. Fazem o seu melhor para manter uma relação profissional com os seus colegas e para trabalhar em equipa, a fim de criar um melhor ambiente de trabalho. Ao mesmo tempo, realizam o seu trabalho respeitando a política do hospital e as opiniões e crenças dos seus colegas. Consideram que os seus esforços contribuem para a redução dos riscos e das complicações, contribuindo assim para o sucesso do hospital.

> "Quando ela vier para este hospital, esperamos que nos deixem dois: a mãe e o bebé. O que me preocupa não é só a mãe. Faço o meu melhor para salvar os dois. Mas a decisão não é só minha: consultamos os médicos e os nossos colegas. A cliente quer que ela própria esteja segura em primeiro lugar e depois o seu bebé, mas quanto a mim, quero ver os dois seguros". (MW2)

> "A ala de trabalho precisa de mais do que os sete ou oito trabalhadores que tem atualmente, mas devido à grande experiência que temos, desempenhamos as nossas funções rapidamente e somos capazes de lidar com uma grande carga de trabalho. Quanto mais sucesso tiver no tratamento dos casos, mais experiente me tornarei. A frequência de cursos de formação também aumenta a nossa capacidade de lidar com os clientes". (MW1)

> "É essencial pedir ajuda aos outros. Também há dois médicos de serviço; porque é que eles não se oferecem para ajudar? O meu método pode não ajudar o cliente, por isso outros podem ajudar... Se acontecer alguma coisa, a equipa assume a responsabilidade. Há a vida do feto e a da mãe; é necessário um elevado nível de cuidados". (MW3)

> MW 3 também disse: "Se eu estiver muito ocupada, outra parteira pode ajudar-me. Tento vê-los a todos, descubro se precisam de petidina ou de uma perfusão de Syntocinon. Também depende da opinião do médico".

> "Penso tanto no feto como na mãe, mas posso deixar de pensar na mãe durante alguns segundos porque o bebé está cansado. O pediatra e o médico assistente estão lá, por isso não sou o único responsável pelo feto e pela mãe" (MW4).

As parteiras afirmaram que, quando trabalham numa sala de partos lotada, se preocupam com o facto de não poderem controlar o encontro do parto em situações como o atraso das acções, a perda do bebé ou a probabilidade de complicações pós-parto. Ficam mais preocupadas quando têm de trabalhar com mulheres que sentem dores fortes, mas que não estão controladas ou que não cooperam, sobretudo quando os tempos de parto ou de prestação de cuidados se sobrepõem. Assim, nestas situações, recorrem a diferentes abordagens consideradas eficazes para cumprir as suas tarefas e fazer face às dores das mulheres, tais como gritar, assustar ou exercer controlo sobre as mulheres. Uma das parteiras considera que gritar com as mulheres que não se controlam ou que "não cooperam" durante o parto é a única forma de comunicação que pode utilizar para garantir que as mulheres dão à luz, "encorajando-as" e fazendo-as compreender que é essencial salvar a vida do bebé, ao mesmo tempo que as "assusta".

> "Ajudei muitas pessoas desta forma - utilizando uma abordagem sem luvas. Quando acabo de tratar uma cliente, passo à seguinte pela ordem prevista, e não quando o feto está a descer. Numa ocasião, fui agressivo com uma mulher que não estava a colaborar. Pedi-lhe repetidamente para fazer força. Levantei a voz para ela. Se ela não fizesse força, o feto ficaria cansado ou não conseguiria respirar. Queria encorajá-la e assustá-la ao mesmo tempo, para a fazer cooperar comigo". (MW4)

Uma outra parteira referiu que se cria na mente da mulher a imagem de que o facto de não colaborar está intimamente relacionado com o desenvolvimento de complicações no parto, o que a levaria a sentir dores ainda mais fortes do que as dores do parto. Isto incute na mulher o medo e o desejo de colaborar com a parteira para se salvar da experiência de um parto extremamente doloroso. Ao mesmo tempo, diz a parteira, ela própria é capaz de desempenhar eficazmente as suas funções. Assim, a mulher é poupada a complicações dolorosas e o encontro do parto é mais facilmente controlado na sala de parto.

> "Disse à cliente que ela não tinha de dar à luz da forma normal, caso contrário ficaria muito cansada; poderia haver complicações e uma laceração prolongada, ou a episiotomia que iríamos efetuar poderia resultar numa laceração de quarto grau. Eu tinha de minimizar estas dificuldades potenciais". (MW2)

Outro método comum de lidar com mulheres "não cooperantes" é exercer controlo sobre elas, como foi indicado por uma das parteiras. Esta parteira disse que, por vezes, se sente incapaz de organizar as suas actividades de cuidados e de desempenhar as suas funções de forma eficiente quando tem de assistir duas utentes que se queixam de dores fortes ao mesmo tempo. Nesses casos, avisa as utentes de que, quando sentem dores insuportáveis, ela intervém e ajuda-as depois de ter acabado de atender as outras utentes. No entanto, estes actos momentâneos de gentileza não devem ser confundidos com o carácter controlador adotado pela parteira ao dizer às mulheres que elas não têm escolha ou palavra a dizer sobre a dor sem a sua presença; isto é, exercer controlo sobre a mulher em vez de controlar o encontro.

> "Eu organizo-me de modo a ter dois casos. Tudo tem de ser organizado para que eu possa tratar destes dois casos e as mulheres têm o direito de receber cuidados adequados... Posso controlar os dois casos. Digo a uma delas para ter paciência enquanto trato da outra durante dois minutos ... e assim por diante". (MW1)

As parteiras explicaram que, se lhes fosse dada a oportunidade de abordar as necessidades de alívio da dor das mulheres, isso permitiria que as mulheres beneficiassem num sentido holístico, sob a forma de uma gestão direccionada da sua dor de parto, dos recursos disponíveis e da colaboração da parteira. No entanto, ninguém falou sobre a importância de ouvir as necessidades individuais de alívio da dor das mulheres ou de as motivar a lidar com a dor do parto. Confiam na experiência que têm das mulheres, pensando que sabem o que elas precisam e como se sentem, o que significa que estão a trabalhar com base em suposições e não em nome das mulheres. A razão para este facto, como foi referido pelas parteiras, é que não têm tempo suficiente para passar com cada cliente quando estão num ambiente de parto lotado e quando se deparam com uma sobreposição de tempos de parto. Apenas deram exemplos de como tomar a decisão de administrar petidina a mulheres que se queixam de dores de parto fortes e intoleráveis. Disseram que sabem quando decidir dar petidina a uma cliente quando essa decisão se baseia em determinados critérios, como a dilatação cervical ou a progressão do trabalho de parto e a paridade (primíparas), com o objetivo de aliviar a dor e acelerar o parto, mas não quando se baseia nas necessidades individuais da mulher. Confiam na opinião e na decisão do médico quando consideram necessário administrar petidina para aliviar as dores da mulher, respeitando a política do hospital, e quando querem que a mulher poupe as suas energias e termine o processo de trabalho de parto minimizando os gritos e berros. Pedem aos médicos que peçam petidina quando o trabalho de parto está a evoluir bem (ou seja, uma dilatação de 5-7 cm com a cabeça do feto bem aplicada, e a mulher está a gritar e não tolera a dor) ou quando a mulher é primípara.

> "Se o caso precisar de petidina, eu dou-a. Se a cabeça for aplicada, pode decidir se dá petidina IV ou IM; são diferentes umas das outras. Se ela tiver um colo do útero espesso, posso dar-lhe buscopan com petidina - é um bom analgésico para a ajudar". (MW2)

> MW2 também disse: "De um modo geral, porém, confiamos nas ordens do médico, mas por vezes tenho de ser eu a tomar a decisão. Dei a duas clientes Syntocinon com 500 ml de RL após a rutura das membranas: uma delas tinha um colo do útero de 6 cm e 65% de apagamento. Fiz tudo sozinha. Mas tive a autorização do médico quando administrei petidina... O apagamento e a cabeça aplicada eram satisfatórios, e também a razão mais importante era matar a dor. Naquele momento, ela não estava consciente e não sentia o que estávamos a fazer. Disse que não precisava de analgésico, mas na verdade estava com dores. A maioria dos clientes aceita um analgésico porque confia em mim. Confiam em mim porque têm a certeza de que eu só lhes daria instruções absolutamente correctas e eu reforço a sua confiança fazendo o meu trabalho de forma adequada".

> "A política seguida aqui é a de dar petidina à cliente apenas quando ela atinge 7 cm ou quando o colo do útero já está suficientemente dilatado. Porque é que não a damos quando ela atinge 4 cm ou 3 cm!!! Quando a dilatação é de 4 cm e a efusão é satisfatória, tenho de a administrar rapidamente. Não devia ter de esperar até à coroação para lhe dar petidina. Todo o processo de parto deve ser melhorado e revisto". (MW3)

> "A decisão é do médico. Como parteira, não posso tomar essa decisão, mas posso consultar o médico... Tenho de consultar o médico: esta cliente, por exemplo, é primípara com um colo do útero de 5 cm apagado. É possível administrar-lhe petidina? O médico decide se lhe deve ou não dar a petidina. O médico recusa-se a dar petidina quando o trabalho de parto é demasiado precoce, porque a cliente pode adormecer".

(MW4)

Em contrapartida, as parteiras referiram que, normalmente, cumprem a política do hospital, não oferecendo analgésicos às mulheres que estão a dar à luz. Se os oferecerem, dão prioridade às mulheres primíparas ou que estejam a gritar continuamente:

> "A nossa política é não dar analgésico ao cliente, não temos de dar analgésico, ao contrário dos hospitais privados, podemos dar a determinados clientes, damos apenas petidina, não a todos os clientes, apenas às primíparas". (MW4)

> "Quando ela começa a gritar e faz muito barulho, sinto-me obrigado a dar-lhe petidina. É a medicação mais facilmente disponível na sala de partos, que tem o potencial de eliminar a dor, mas por vezes não é eficaz e a dor volta novamente". (MW1)

As parteiras referiram que, apesar de existirem recursos limitados para aliviar as dores do parto e facilitar o nascimento, e de a política do hospital relativamente à administração de analgésicos ser restrita, podem utilizar os recursos disponíveis para ajudar as mulheres. As parteiras descreveram como o facto de cuidarem de um elevado número de mulheres em trabalho de parto, com poucos ou nenhuns analgésicos disponíveis, e de as directrizes hospitalares para o alívio da dor serem restritivas, limita a sua capacidade de apoiar as mulheres nos momentos de dor e de lhes oferecer uma quantidade adequada de cuidados. Falaram da impossibilidade de prestar cuidados suficientes a cada uma das mulheres quando a sala de partos está apinhada de parturientes. Não podem passar muito tempo a apoiar cada uma das mulheres com dores ou a oferecer analgesia a cada uma das mulheres quando não há analgesia suficiente para todas as mulheres e quando estão impedidas de a oferecer a todas. No entanto, afirmaram que fazem o seu melhor para encorajar as mulheres a acreditarem nas suas acções e na ajuda potencial que podem oferecer, sendo que a razão para tal é o facto de não terem tempo suficiente para as envolver nas decisões relacionadas com o alívio da dor, uma vez que, na sua qualidade de parteiras, não estão autorizadas a tomar decisões no local. Tentam ser gentis sempre que possível, pedem desculpa quando magoam ou ofendem as mulheres e violam os seus direitos, e oferecem alívio da dor quando estão autorizadas a fazê-lo na sua qualidade de parteiras, mas não necessariamente no momento em que as mulheres precisam.

> "Esperamos que o cliente saia de nós com um estado de espírito positivo e com recordações positivas. Se lhe dou uma injeção, tento fazê-lo de forma agradável e suave e peço-lhe desculpa. Explico-lhe primeiro que tudo o que faço ao tratá-la é para seu benefício... Isso fá-la relaxar e sentir-se melhor. Ela sente-se satisfeita e acredita que está a dar à luz num ambiente seguro e sem complicações. No futuro, se e quando tiver de dar à luz uma segunda vez, vai pensar neste hospital, onde recebeu todos os cuidados necessários para ter um parto que não fosse demasiado doloroso". (MW1)

> MW1 acrescentou: "Por vezes, sentimo-nos impotentes, sobretudo quando a sala de partos está cheia e temos muitos mais clientes internados à espera de uma cama vaga".

> "O número de clientes que temos normalmente não conta, mas quando temos um grande número preocupo-me com o facto de não conseguirmos prestar cuidados suficientes a todos. Tento dar o meu melhor para cuidar de todos, mas num ou noutro caso não é suficiente. Quero mostrar bondade e ternura a todos os nossos clientes por igual". (MW2)

> "Ela quer que eu fique ao seu lado enquanto agarra a minha mão com firmeza. Não posso ficar ao lado dela durante tanto tempo e dar-lhe apoio emocional. Com ou sem apoio, ela vai acabar por dar à luz. Além disso, não posso dar um analgésico à cliente sempre que ela quiser; como é que a posso convencer de que os analgésicos não devem ser dados ao acaso? A cliente pensa que pode tomar analgésicos sempre que quiser, e muitas delas insistem e imploram para tomar". (MW3)

As parteiras também disseram que estão dispostas a ajudar as mulheres e a aliviar as suas dores. No entanto, seria quase impossível trabalhar com as mulheres na sala de partos sem dispor de uma oferta adequada e de vários tipos de analgésicos e sem ter um ambiente de trabalho que lhes permita lidar com as dores das mulheres. Assim, tentam persuadir as mulheres a não abandonarem o hospital, ajudando-as a sentirem-se seguras de que elas, enquanto parteiras, as apoiarão o melhor que puderem.

"Tento convencê-la de que este é o equipamento de que dispomos. Não temos mais ou melhores coisas para oferecer e, em última análise, cabe-lhe a ela decidir se vai ou fica... Não a posso obrigar a ficar. Alguns clientes vão-se embora ao fim de uma hora, estão a sofrer muito... Eu tento convencê-los a ficar no hospital e dou-lhes um analgésico. Alguns clientes pedem para sair depois de tomarem um analgésico! ... Não estão satisfeitos com o serviço prestado pelo pessoal". (MW3)

MW3 também disse: "A cliente não deve ficar parada na posição supina. Ela não pode garantir que estará na posição que prefere durante o trabalho de parto. Além disso, nem todo o equipamento está disponível, e isso pode ter um efeito adverso para a cliente".

"A petidina é o único medicamento analgésico disponível. Se tivéssemos epidural, a cliente não sentiria a dor, é apenas uma injeção. Assim que a cliente chega, pede a injeção nas costas". (MW1)

"O primeiro obstáculo . é a carga. Além disso, aquilo de que necessitamos não está disponível. O hospital não dispõe de muitas das necessidades simples que consideramos essenciais, enquanto noutros hospitais são secundárias. Todos os clientes precisam de alívio da dor; podemos dar Perfalgan em vez de petidina. A privacidade do cliente, o ambiente em que se encontra, as cores, são factores importantes e podem ajudar o cliente a sentir-se melhor. Sinto-me relaxada enquanto trabalho com a cliente e ela tem mais energia". (MW2)

Falaram da escassez de parteiras e da questão de saber se havia um número adequado de parteiras em cada turno e se estas seriam capazes de oferecer às mulheres cuidados holísticos que as satisfizessem.

"A única coisa que me faz sentir que não estou a ajudar o suficiente é quando estamos cheios. Por vezes, as camas estão todas cheias; somos quatro pessoas e um médico. Todos os clientes são casos críticos, nem todos os casos são estáveis na sala de partos... Quando uma cliente está a gritar e a berrar muito alto, quero dar-lhe petidina, mas não posso deixar a cliente de que estou a cuidar, porque a que está a gritar e a berrar tem o feto na posição normal e o ritmo cardíaco fetal é normal. Continuo a vigiar a minha cliente de alto risco e sei que mais tarde posso contactar a outra. Gostava que tivéssemos mais pessoal". (MW1)

"Se o número de parteiras aumentar, talvez estejamos melhor. O nosso grande problema é a sobrecarga com um número reduzido de parteiras". (MW3)

As parteiras também gostariam que o hospital lhes proporcionasse e permitisse a utilização de outros métodos de alívio da dor para além da petidina, como a epidural. De acordo com as parteiras, muitas mulheres que entram no hospital para dar à luz pedem analgesia epidural para sentirem apenas um mínimo de dor e poderem desfrutar do processo de parto. Embora a epidural seja preferida pelas mulheres, as parteiras consideram que, se lhes for permitido oferecer analgesia epidural, esta não deve ser administrada a todas as clientes e que a anestesia deve estar sempre disponível na sala de partos.

"Não temos pessoal nem material médico suficientes. Se pudéssemos oferecer uma epidural, a cliente não sentiria a dor; é apenas uma injeção. Assim que a cliente chega, pede uma injeção nas costas. A cliente sente-se relaxada depois de uma epidural e pode aproveitar todos os momentos do parto porque não sente dores. A cliente sente-se incomodada quando tem dores e sente que tudo está a demorar muito tempo, mas a ausência de dores faz com que ela não se aperceba do tempo". (MW1)

"Por ser um hospital público, central e sobrecarregado, isso significa que se quisermos dar uma epidural, o anestesista tem de estar sempre na sala de parto". (EM4) "Não oferecemos anestesia epidural para o trabalho de parto; muitas clientes pedem uma epidural, mas não a podemos dar a todas as clientes - mata a dor da cliente". (MW5)

Uma das parteiras disse que se as parteiras tivessem a oportunidade de tomar decisões relacionadas com o alívio da dor das mulheres em nome delas, sentiriam que seriam vistas como mais fiáveis no tratamento das mulheres e que estariam mais aptas a fazer o que dizem às suas clientes. O facto de serem vistas como fiáveis faria com que as parteiras se sentissem valorizadas.

"Posso ter dificuldades com alguns médicos, porque é o médico que toma as decisões .... Gostaria que a parteira pudesse tomar decisões ... Eu poderia tomar uma decisão em função da cliente ... Em Inglaterra, por exemplo, a parteira acompanha a cliente do princípio ao fim. Ela também pode usar o ultrassom para examiná-la, ela também pode tomar decisões; nós não temos isso aqui". (MW2)

MW2 prossegue dizendo: "Mas como parteira, não sou eu que decido o que fazer ou dizer. Sinto que gosto do que tenho direito de fazer quando as minhas funções vão para além do parto normal; quero tomar decisões por mim própria. Espero que a parteira possa ter autoridade para tomar decisões quando tiver adquirido uma longa experiência".

Interpretação principal: Predomínio da ideologia "com a instituição" apesar das intenções de demonstrar a ideologia "com as mulheres

Estes resultados foram interpretados com base no modelo de Hunter sobre as inter-relações entre o contexto da prática, a ideologia profissional e o trabalho emocional (2004), a fim de obter uma compreensão mais aprofundada. A principal interpretação feita foi o predomínio da ideologia "com a instituição", apesar das intenções de demonstrar a ideologia "com as mulheres", que é explicada pelo modelo de Hunter. Hunter investigou as experiências das parteiras e a gestão das emoções no seu trabalho. As suas conclusões descrevem um modelo de inter-relações entre o contexto da prática, a ideologia profissional e o trabalho emocional. No seu modelo, Hunter descreveu duas ideologias principais em conflito ('com a instituição' e 'com a mulher') que eram predominantes em dois contextos de prática (a prática baseada no hospital e a prática baseada na comunidade), em que as parteiras descreviam as emoções que sentiam no contexto hospitalar como sendo difíceis, enquanto o trabalho que faziam no contexto da comunidade era vivido como sendo gratificante.

De acordo com Hunter (2004), a prática hospitalar caracteriza-se pela abordagem medicalizada, pela prestação universal de cuidados equitativos, pela redução da autonomia, pela permutabilidade das parteiras, pela redução do significado da relação da parteira com o cliente e pelo aumento do sentido de afiliação aos colegas e à organização. A prática neste contexto é dominada pela ideologia profissional de "com a instituição", segundo a qual as parteiras estão mais atentas às necessidades da instituição, à normalização dos cuidados, à redução dos riscos e à eficácia do trabalho do que às necessidades do indivíduo. As parteiras que trabalham em contexto hospitalar sentiram o seu trabalho como emocionalmente difícil e stressante, resultando em emoções negativas como a frustração, a ansiedade e a raiva.

A interpretação principal mostra que, de acordo com os resultados desta investigação, a ideologia "com a instituição" domina os cuidados. As parteiras conhecem alguns aspectos da ideologia "com a mulher" mas, na sua maioria, não conseguem pôr em prática esta abordagem. Afirmam que, embora tenham de satisfazer as necessidades individuais de apoio relacionadas com a dor, estão sobretudo concentradas na sua própria abordagem para influenciar a forma de pensar da mulher. Explicam que a dor do parto faz parte do processo normal do parto, embora a experiência e a reação à dor possam variar consoante os conhecimentos da mulher sobre a dor do parto, a tolerância à dor, a paridade, a idade, a experiência anterior de dor do parto e as crenças passadas - erradamente mantidas, segundo as parteiras - sobre a dor do parto. As parteiras pouco dizem em termos de ouvir e interagir com a mulher e de satisfazer as suas necessidades individuais durante o trabalho de parto - um aspeto fundamental da ideologia "com a mulher". As parteiras têm de seguir determinados critérios relacionados com a política e as directrizes do hospital, tais como a evolução do trabalho de parto, a prestação de cuidados a muitas mulheres ao mesmo tempo e a dependência das ordens dos médicos para oferecerem alívio da dor. Existem apenas situações em que não seguem necessariamente a política do hospital ou questionam as ordens do médico relativamente à restrição do uso de medicamentos para aliviar a dor da mulher. Essas duas situações são quando lidam com mulheres "não cooperativas" e quando cuidam de primíparas. No mundo do hospital, as parteiras acreditam que as parturientes estão a precisar delas para conseguirem lidar com a dor. No entanto, devido à sobrecarga de trabalho, têm dificuldade em encontrar um equilíbrio entre assegurar o direito das mulheres a receberem os cuidados adequados e os medicamentos correctos, da forma correcta, durante a sua estadia e o processo de trabalho de parto, e manterem-se comprometidas, enquanto parteiras, com as políticas e rotinas hospitalares relacionadas com a gestão da dor. Afirmaram também que nem todas as mulheres podem receber o mesmo tipo de apoio e que os cuidados que prestam às parturientes são fragmentados devido a dificuldades práticas como a falta de pessoal, a sobrecarga de trabalho e as rotinas hospitalares. Por conseguinte, a atitude das parteiras em relação à dor do parto foi dominada pela ideologia "com a instituição".

A ideologia "com a instituição" no hospital centrava-se na prestação de cuidados iguais a um grande número de mulheres, de acordo com as políticas e práticas do hospital. As parteiras não eram capazes de satisfazer adequadamente as necessidades das mulheres em termos de alívio da dor durante o trabalho de parto devido a uma sobrecarga de tarefas e à falta de autoridade para aplicar os seus conhecimentos clínicos em nome das mulheres. A falta de recursos não os ajudou a ter um bom desempenho nem a satisfazer as expectativas das mulheres de terem um parto com menos dor. As questões que as fizeram sentir-se frustradas foram o stress envolvido no tratamento da dor das mulheres e o sentimento de culpa por não poderem utilizar recursos que ajudariam a reduzir/aliviar a dor das mulheres durante o parto. As parteiras explicaram que, se fossem efectuadas algumas mudanças institucionais, poderiam atingir o ideal de introduzir flexibilidade e tomar a decisão de oferecer analgésicos quando necessário, sem ter de esperar pelas ordens do médico. Mencionaram mudanças como as da política hospitalar, que permitiriam a utilização de outros métodos de alívio da dor, como o Dormicum, o Perfalgan e a epidural, a par dos recursos disponíveis (petidina e analgésicos) na sala de partos; a formação do familiar da parturiente para a apoiar no trabalho de parto; e o aumento do número de parteiras em cada turno. No entanto, nenhuma das parteiras descreveu as vantagens de dispor de recursos disponíveis e de uma política flexível para responder às necessidades de alívio da dor da mulher ou para a motivar a lidar com a dor.

As parteiras sentiram que o seu trabalho era emocionalmente gratificante e valioso quando o sucesso que tinham no seu trabalho era reconhecido pelos seus colegas no hospital e não pelas parturientes. Ao mesmo tempo, sentiam-se menos motivadas para trabalhar com base nas necessidades das mulheres, porque o ambiente de trabalho não era propício para pôr em prática os conhecimentos e as competências considerados ideais, o que significa que eram obrigadas a executar as tarefas exigidas e a utilizar recursos que não preferiam nem valorizavam. Assim, é razoável assumir que as parteiras adoptam a ideologia "com a instituição" quando lidam com a dor das mulheres em trabalho de parto.

As expectativas e percepções das mulheres sobre a atitude das parteiras em relação à dor

As expectativas e percepções das mulheres sobre a atitude das parteiras em relação à dor foram descritas com base em quatro temas: 1) O cuidado acalma as mulheres e alivia a dor do parto; 2) O empoderamento ajuda as mulheres a enfrentar e a lidar com a dor do parto; 3) Uma atitude indiferente por parte das parteiras dá origem a emoções dolorosas e a medos nas mulheres; e 4) Desencorajar as mulheres quando estão a tentar lidar com a dor do parto pode levar a sentimentos de inutilidade da sua parte. Os resultados foram interpretados com base nos encontros de cuidados e não cuidados na teoria da enfermagem e dos cuidados de saúde (Halldorsdottir 1996). A principal interpretação dos quatro temas foi a perceção de encontros indiferentes que envolviam a atitude das parteiras em relação à dor do parto.

Tema 1: A prestação de cuidados acalma as mulheres e alivia as dores do parto

As mulheres referiram que as parteiras demonstraram uma atitude carinhosa quando compreenderam a sua necessidade de lidar com as dores do parto. Sentiam-se calmas quando as parteiras estavam presentes durante os períodos de dor e mostravam um sentido de propósito, e quando mantinham a sua promessa de estarem disponíveis em momentos de necessidade. As mulheres forneceram vários exemplos de como percebem as parteiras como sendo atenciosas. Uma delas disse que a parteira lhe garantiu a sua presença durante o trabalho de parto, avaliando constantemente os seus progressos e mantendo-a informada sobre o seu estado durante o trabalho de parto, o que significou muito para ela. A atitude carinhosa descrita foi sobretudo a percepcionada pelas mulheres durante a primeira fase do trabalho de parto.

> "A minha parteira deu-me uma ideia do meu estado de saúde. Avaliava constantemente a minha situação, ao ponto de me informar sobre os resultados dos exames internos e, em particular, sobre a dilatação do colo do útero... No início do processo de nascimento e durante a fase de trabalho de parto, fiquei satisfeita com o tratamento da parteira".

Outra mulher descreveu a forma como a parteira compreendeu a sua necessidade de alívio da dor. Ela tinha sentido dores fortes durante a primeira fase do trabalho de parto e, por isso, a parteira deu-lhe um analgésico. Esta mulher sentiu que a intervenção da parteira, que lhe deu um analgésico, foi útil numa altura em que tinha fortes dores de parto. Por conseguinte, ficou satisfeita por a parteira ter compreendido a sua necessidade de alívio da dor durante a primeira fase do trabalho de parto:

> "No início do processo de parto (fase das contracções), sofri dores fortes. A parteira ajudou-me, dando-me um analgésico que aliviou as dores. A primeira fase correu bem".

Outra mulher disse que ficou surpreendida quando a parteira cumpriu a sua promessa de ficar por perto durante o trabalho de parto; acalmou-a ao ponto de ela dar à luz na cama sem a presença da parteira. A mulher disse que outra parteira e o médico tinham avaliado os seus progressos nas alturas em que a sua parteira não estava disponível. Depois, a parteira fez-lhe um exame interno e tranquilizou-a quanto aos seus progressos. Isto deu-lhe a entender que ainda faltava algum tempo para dar à luz, pelo que ficou surpreendida ao dar à luz na cama sem a presença da parteira. No geral, não ficou satisfeita com a experiência do parto, mas a garantia da parteira de que continuaria a estar presente fê-la sentir-se calma durante algum tempo:

"A parteira pediu-me que me deitasse na cama para me dar uma solução nutritiva misturada com solução de parto artificial. Passados quinze minutos, outra parteira perguntou-me se podia avaliar a minha situação. Fez um exame interno e disse-me que o meu colo do útero tinha uma dilatação de 4 cm .... De seguida, o médico avaliou a minha situação e tomou algumas medidas para acelerar o meu parto. Ele tratou-me bem. Antes de eu dar à luz numa cama normal, a parteira fez um exame e disse-me que a dilatação era satisfatória. Apercebi-me de que o parto seria mais demorado, por isso fiquei surpreendida por ter dado à luz na cama da sala da primeira fase sem a presença da parteira".

As mulheres descreveram como as qualidades de cuidado podem ser um conforto físico e psicológico para elas durante um trabalho de parto doloroso. Embora a compreensão da necessidade de alívio da dor possa acalmar e satisfazer as mulheres, cuidar delas de uma forma gentil e respeitosa pode significar ainda mais para elas. As mulheres referiram que o facto de as parteiras realizarem o seu trabalho respeitando a sua dignidade as ajudava a sentirem-se mais à vontade e capazes de tolerar um parto doloroso, e também a saírem da experiência com memórias positivas.

"Estava à espera que o tratamento que iria receber da parteira fosse melhor do que o que tinha recebido anteriormente. Lembro-me que, quando tive o meu último filho no mesmo hospital, a parteira tinha-me encorajado a recitar os versos do Alcorão. Também se dirigiu a mim como "minha filha" e deu-me analgésicos. Além disso, eu esperava que esta parteira mostrasse mais interesse do que a parteira da outra vez".

"Esperava que a parteira fosse cortês, me respeitasse, me fizesse sentir relaxada, me acalmasse e me tranquilizasse...".

As mulheres desejavam que as parteiras compreendessem a sua dor e escutassem as suas preocupações com base numa verdadeira vontade de as ajudar. Desejavam também que as parteiras tivessem demonstrado uma atitude carinhosa ao longo de todo o processo de nascimento, para que pudessem desfrutar de um parto normal e suportar a dor.

"Gostaria que ela me tivesse dito o que fazer durante o parto e o que aconteceria no processo de nascimento do princípio ao fim. Além disso, gostaria que ela se tivesse preocupado comigo tanto quanto se preocupou com o meu bebé".

"Gostava que a parteira não me tivesse deixado sozinha desde o início do parto, para que eu não tivesse medo e pudesse aguentar as dores. Gostava que ela pudesse ter sentido a dor, o medo e a tensão que eu senti".

"Gostava que ela tivesse cuidado de mim como cuidou no início do parto".

"Gostava que ela tivesse compreendido o que eu precisava e me tivesse tratado com respeito sem gritar comigo, e que tivesse sido mais simpática".

Tema 2: A capacitação permite às mulheres tolerar e lidar com as dores do parto

O facto de serem encorajadas a agir e a pensar de uma forma que as ajudasse a lidar com as dores do parto foi um estímulo para estas mulheres. De acordo com elas, algumas parteiras encorajavam-nas fazendo comentários simples, informando-as sobre o progresso do trabalho de parto e respondendo às necessidades das mulheres de uma forma que lhes dava força e confiança. Uma mulher referiu que se sentia capaz de dar à luz quando a parteira lhe fazia comentários encorajadores, tais como "já está a acabar", "está quase" e "faça força":

"Tudo o que me lembro é que ela me estava sempre a dizer durante o parto (perto do fim) que ia acabar em breve e para fazer força. Ao dizer estas coisas, senti que era capaz de dar à luz e de cooperar com ela".

Outra mulher referiu que o facto de ser informada sobre o que lhe estava a acontecer durante o trabalho de parto a tornou mais consciente da evolução do mesmo. Disse que a parteira a tranquilizou dizendo-lhe os resultados depois de lhe ter feito um exame interno. Embora a informação fornecida pela parteira fosse simples, a mulher confiou nela e sentiu-se tranquila e capaz de lidar com a dor, porque ainda faltava algum tempo para dar à luz o seu bebé.

"Antes de dar à luz numa cama normal, a parteira tinha feito um exame e disse-me que a dilatação era satisfatória... Percebi que o parto do bebé ia demorar mais tempo".

As mulheres esperavam ser mais encorajadas nos momentos de dor e durante o parto. Falaram da necessidade de as parteiras partilharem com elas informações sobre a evolução do trabalho de parto e as acções que estavam a tomar em seu nome, de estarem ao seu lado e de as apoiarem. Segundo as mulheres, esta abordagem deu-lhes força, confiança e capacidade para lidarem sozinhas com as dores do parto. Os comentários feitos pelas mulheres foram os seguintes

> "Ela sabia que eu era uma primípara, e precisava que ela estivesse presente e sentisse o seu apoio... Sou um ser humano que sente dor e medo, e que precisa de se sentir seguro e confiante".
>
> "Esperava que ela me encorajasse a ultrapassar a dor ou me desse algum alívio, ou pelo menos me ajudasse de forma a que fosse mais fácil lidar com ela".
>
> "Porque o meu trabalho de parto decorreu sem problemas, exceto nos últimos quinze minutos durante o parto, que foi muito difícil e ninguém me ajudou. Queria que a minha parteira me explicasse a situação e as medidas que estava a tomar"

Tema 3: A atitude indiferente das parteiras cria emoções negativas e medo por parte das mulheres

A forma como as parteiras cuidam das mulheres, desde o momento em que dão entrada no hospital até ao momento em que recebem alta com os seus recém-nascidos, diz muito sobre as capacidades das parteiras. As mulheres sentiram que as parteiras não prestavam atenção à forma como elas reagiam ou se sentiam em relação ao que as parteiras faziam e/ou diziam, e também sentiram que a presença das parteiras como parte do seu papel de cuidar significava muito. Em vez de serem empáticas, interessadas, tolerantes, respeitosas e reactivas em relação às mulheres que necessitavam de ajuda com as dores do parto, as parteiras demonstraram as qualidades opostas. Como resultado, as mulheres consideraram que a atitude indiferente das parteiras aumentava o seu medo das dores do parto e não ficaram satisfeitas com os cuidados prestados pelas parteiras durante o parto. Uma primípara relatou que a atitude insensível da parteira fez com que as suas emoções negativas e o sentimento de medo fossem mais intensos do que a própria dor do parto:

> "Quando cheguei para dar à luz, estava tão preocupada e assustada e tinha dores tão fortes que, quando me deram entrada na maternidade, quis fazer uma cesariana em vez de dar à luz naturalmente. Isto deveu-se à terrível angústia que senti ao dar à luz, às dores do parto e ao tratamento que recebi da parteira. A parteira deixou-me sozinha em várias ocasiões durante a fase final do trabalho de parto e também depois do parto. Não me ajudou muito, nem antes nem durante o parto. Afirmou que fez muita força no meu abdómen enquanto eu estava a dar à luz para que o meu bebé nascesse em segurança. De facto, causou-me muitas dores, gritou comigo e pediu-me para respirar fundo, mas eu não sabia como o fazer. Naquela altura, teria gostado de *não ter conseguido dar à luz* naturalmente e de ter sido transferida para o bloco operatório, porque as dores resultantes da operação teriam sido mais fáceis de suportar do que o tratamento angustiante e doloroso que recebi da parteira".

Outra mulher considerou que algumas parteiras estavam demasiado ocupadas a divertir-se com as colegas quando estavam de serviço e que, por isso, prestavam menos cuidados às mulheres do que deviam. Elas pareciam ter uma boa relação com as colegas, mas se essa relação não se traduzir num esforço concertado da sua parte para ajudar as mulheres a sentirem-se confortáveis e, em vez disso, as fizer sentir que são negligenciadas, a situação torna-se altamente intolerável.

> "Não, a amamentação fornecida não era boa. A prova disso é que quando a minha parteira preparou a solução nutritiva, esta parou passado algum tempo. Eu estava sempre a chamá-la para que viesse repor a solução, mas ela não respondia. Estava a rir-se alto com as outras parteiras. Quando ela veio, o meu trabalho de parto tornou-se mais difícil e eu estava numa agonia enorme".

As mulheres consideram que as parteiras não toleram qualquer queixa de dor ou mesmo qualquer pedido de ajuda. Afirmaram que as parteiras não respondiam às suas necessidades e que as castigavam quando pediam alívio das dores ou qualquer meio de conforto. As mulheres afirmaram que este castigo podia consistir em demorar mais tempo a avaliar a evolução do trabalho de parto, em demorar mais tempo a reparar a incisão perene, em reparar a incisão sem anestesia, em ignorar os apelos das mulheres, em deixá-las dar à luz sozinhas na cama ou em deixá-las na cama de parto durante muito tempo.

> "Fiquei surpreendida por ter dado à luz na cama, na sala do primeiro andar, sem a presença da parteira. Estava sempre a chamá-la para me ajudar, mas ela pensou que eu estava com dores e não a dar à luz. Senti que a parteira me castigou por esse facto - suturou a incisão perineal sem anestesia. Sofri e chorei muito, mas ela disse: 'Não lhe vou dar anestesia para coser a incisão, respire fundo'".
>
> Outra mulher acrescentou que: "Se eu gritasse por causa das dores, a parteira ignorava-me e castigava-me a sério".
>
> Outra disse: "Quando ela me transferiu para a cadeira de parto, senti que estava a morrer por causa das dores fortes e do medo. Ela estava a pressionar com muita força o meu abdómen para fazer nascer o meu bebé. Nessa altura, eu queria morrer em vez de dar à luz. Depois de ter dado à luz o meu bebé, fiquei na cama de parto durante muito tempo - quase vinte minutos - e não vi ninguém. Tinha muito sangue no corpo, sentia-me cansada e sofria de dores, mas ninguém se preocupava comigo".
>
> E outra ainda disse: "A primeira fase correu bem, mas quando o bebé nasceu, a parteira demorou a ajudar-me a dar à luz a tempo. Também demorou a vir coser a incisão depois do parto (episiotomia). Chamei-a vezes sem conta, mas ela não respondeu. Fiquei muito aborrecida quando me deitaram na cama de parto. Estava cansada e sentia frio, mas ninguém se interessou por mim. Tinha dores fortes no abdómen e nos pés, mas ninguém se apercebeu da minha dor e do meu sofrimento".

Consequentemente, as mulheres não sabem se a culpa é delas por não conseguirem controlar a dor e o desconforto. Poderiam interpretar a atitude indiferente das parteiras como significando que talvez outras pessoas na sua situação teriam lidado melhor com a situação, ou poderiam pensar que, pelo facto de não terem sido capazes de suportar a sua dor e desconforto, as parteiras se tornaram menos tolerantes em troca:

> "Quando lhe pedi que levantasse a cabeceira da cama para me pôr sentado, respondeu-me de forma grosseira e desrespeitosa: 'Graças a Alá que tens uma cama para te deitares. Não vou empurrar a cama para cima'".

Outra mulher disse que tinha deixado o seu destino nas mãos da parteira e que esperava que ela lhe aliviasse as dores. Mas quando tentou pedir um copo de água à parteira, esta recusou e a situação tornou-se dolorosa:

> "Implorei-lhe que me ajudasse a dar à luz com segurança e facilidade, mas ela nem sequer ouviu as minhas palavras. Pedi-lhe um pouco de água porque tinha muita sede, mas ela recusou-se a fazê-lo. Só se concentrou no ritmo cardíaco do bebé. Ela só se concentrava no ritmo cardíaco do bebé. Não se preocupou com as minhas dores ou necessidades durante o trabalho de parto e também não me tranquilizou sobre a situação. Quando me transferiu para a cadeira de parto, senti que ia morrer por causa das dores fortes e do medo".

Para além disso, as mulheres não estavam satisfeitas com a atitude das parteiras em relação à dor do parto. Afirmaram que esperavam que as parteiras demonstrassem qualidades de cuidado, tais como serem amáveis, solidárias, calmas, pacientes, prestáveis, encorajadoras e respeitosas. No entanto, as qualidades que esperavam não foram evidentes nos cuidados que receberam das parteiras. As mulheres também disseram que se as parteiras tivessem demonstrado as qualidades esperadas na sua abordagem, as dores do parto teriam sido mais toleráveis.

> "Não estou satisfeita com este nível de cuidados ... Esperava que a parteira me tratasse melhor e fosse mais paciente, sobretudo porque eu era uma primípara e não sabia o que fazer nem o que dizer durante o parto. Esperava que me ajudasse a compreender tudo o que se relacionava com a minha situação, que não me ignorasse; esperava que fosse simpática comigo, que me aliviasse as dores e que me tranquilizasse quanto às minhas preocupações".

> "Não, não fiquei satisfeita. Esperava que a parteira cooperasse comigo, que fosse amável, que me ajudasse a sentir-me relaxada; esperava que fosse tranquila e que mostrasse tolerância para não aumentar as minhas dores. Esperava que ela me aconselhasse a aliviar as dores na altura certa, sobretudo durante o parto. Esperava que ela fosse paciente, pois não há dor como a do parto. Esperava ter uma parteira que me acompanhasse do princípio ao fim e não apenas de vez em quando, ou que recebesse cuidados de mais do que uma parteira ao mesmo tempo. Infelizmente, as minhas expectativas eram demasiado elevadas".

> "Não fiquei nada satisfeita e fiquei muito aborrecida com os cuidados e o tratamento que recebi... Esperava que a parteira me fizesse sentir melhor e me ajudasse logo que

compreendesse as minhas necessidades e a minha situação em relação ao parto, e que aliviasse as dores do parto. Esperava que ela me desse um analgésico e, de facto, ela fez isso. Dito isto, ela não me fez sentir mais calma porque me pediu para respirar fundo, mas eu não sabia como o fazer".

"Não, os cuidados que recebi da parteira não foram assim tão bons. Esperava que a parteira me ajudasse a libertar os meus medos e que me desse uma mão até eu ultrapassar a fase das dores e dos medos, que me respeitasse e que fosse meiga. Mas nada correu como eu esperava e ela deixou-me sozinha".

Tema 4: Fazer com que as mulheres se sintam desencorajadas a lidar com a dor do parto pode levar a sentimentos de inutilidade

As mulheres consideraram as acções pouco razoáveis e os comentários perturbadores das parteiras como razões para se sentirem desencorajadas a lidar com a dor do parto. As parteiras fizeram com que as mulheres se sentissem desencorajadas de diferentes formas, tais como fornecer-lhes informações que eram insuficientes ou não compreendidas pelas mulheres; não permitir que as mulheres seguissem o seu instinto natural durante o parto; implementar práticas consideradas desconfortáveis e inseguras, tais como pressionar o abdómen da mulher durante o parto; fazer comentários perturbadores e não mostrar tolerância quando as mulheres mencionavam as suas dores. Assim, as mulheres sentiam-se inúteis, impotentes e sem controlo da situação. Acreditavam também que o facto de não exprimirem as suas dores e necessidades significava que eram poupadas a dores desnecessárias que poderiam ser causadas pelas parteiras:

"Concluí que, se ouvisse tudo o que ela dizia e seguisse as suas instruções, estaria em segurança e ela tratar-me-ia bem.

No entanto, se eu gritasse por causa da dor, ela negligenciava-me e castigava-me a sério".

As mulheres deram diferentes exemplos de como as palavras e acções das parteiras as desencorajaram a lidar com as dores do parto. Referiram que as parteiras não lhes forneceram informações suficientes sobre o seu estado ou o estado do seu bebé por nascer. As mulheres também disseram que não entendiam as informações ou instruções que lhes eram dadas em diferentes situações. Elas sentiram que precisavam de receber informações claras para compreenderem o que se estava a passar e o que fazer, de modo a suportarem as dores do parto e a sentirem-se confiantes para dar à luz. Uma primípara descreveu os seus receios de perder o bebé e de sofrer de dores durante o parto. Disse que, durante o parto, a parteira estava a fazer muita força no seu abdómen para salvar a vida do bebé e que lhe causava dores que eram piores do que as próprias dores do parto. A mulher continuou a descrever o que sentiu quando a parteira a informou de que o bebé não estava bem e depois, sem lhe dizer porquê, lhe pediu para respirar fundo, lhe disse como respirar fundo e lhe disse o que tinha de fazer para salvar o bebé ... isto causou-lhe um grande sofrimento e fez com que tivesse o dobro do medo de perder o bebé.

> "Ela afirmou que estava a fazer muita força no meu abdómen enquanto eu estava a dar à luz para que o meu bebé nascesse em segurança. De facto, causou-me muitas dores, gritou comigo e pediu-me para respirar fundo, mas eu não sabia como o fazer. Esperava que ela me explicasse tudo. Por exemplo, ela disse: "O seu bebé não está bem", mas eu não sabia como nem porquê. Quando ela me disse isto, comecei a sofrer ainda mais e fiquei com o dobro do medo de perder o meu bebé".

Outra mulher acrescentou a sua opinião, descrevendo como as palavras insensíveis da parteira a desencorajaram a lidar com a dor e a fizeram sentir-se indigna como ser humano. Esta mulher disse que, quando a parteira lhe pediu para ir para a sala de partos, também a ouviu dizer que não assistiria ao parto se a mulher não seguisse as suas instruções para ir para a cama de parto. A parteira disse ainda em voz alta: "Não há problema, é fácil, deixem-na dar à luz na cama da sala de partos da primeira fase". A mulher disse que não estava à espera de ouvir a parteira dizer isto; em vez disso, esperava ser tratada de forma respeitosa e prestável.

"Ouvi a minha parteira dizer: 'Não quero supervisionar o parto dela. Deixem-na dar à luz na cama da sala da primeira fase. É fácil! Deixe a cabeça do bebé sair. Não há problema nenhum. Senti que ela não me tratava como um ser humano. Não se importava com a dor das outras pessoas. Era muito impaciente. Abandonou-me porque não aceitava que eu estivesse a sentir dor ou a expressá-la de alguma forma... Infelizmente, esta parteira não me tratou como a outra parteira o tinha feito da outra vez. Eu esperava que ela me tratasse com gentileza e respeito e que me ajudasse a suportar e a aceitar as dores do parto, ou que me desse um analgésico para as aliviar. Além disso, esperava que ela mostrasse mais interesse do que a parteira que me tinha atendido da outra vez".

Outra mulher explicou que se tinha esquecido de como devia fazer força durante o parto, devido ao seu receio da reação da parteira e à sua perceção de que o ambiente do parto era "confuso, irritante e uma tensão para os nervos". Esta mulher concluiu que teria de ouvir as instruções da parteira para ter um parto seguro e ser tratada com respeito. Disse que sentiu vontade de fazer força durante o parto, mas que a parteira não lho permitiu. Nesta fase, a mulher tinha demasiado medo de fazer força porque tinha a impressão de que se não seguisse as instruções da parteira seria castigada. Este facto aumentou as suas dores e o seu medo durante o parto. Além disso, sentia que não podia seguir as instruções da parteira e sentia-se menos confiante quanto à sua capacidade de dar à luz:

"Concluí que se ouvisse tudo o que ela dizia e seguisse as suas instruções, estaria segura e ela tratar-me-ia bem. Também achei que o ambiente na sala de partos era confuso, irritante e uma tensão para os nervos. Isto aplicava-se não só às mulheres que lá estavam, mas também às parteiras. Sofri muito durante o parto ... Apesar de não ser a primeira vez que dava à luz, senti muito medo e dor sobre o que me iria acontecer e sobre a intensidade das dores do parto. Estava a dar à luz e senti-me muito assustada. Não me ajudei a mim própria durante o parto. Esqueci-me de como fazer força por causa do meu medo e das dores".

Isto provocou uma reação imediata de duas outras mulheres que partilhavam a perceção desta mulher e que tinham sentido o mesmo sofrimento e medo:

"Sim, absolutamente, o que ela diz é verdade. Agora sinto que esse medo teve um efeito no meu coração".

"É verdade. De vez em quando, paro para pensar e percebo melhor como a minha mãe deve ter sofrido quando eu nasci".

As instruções pouco claras dadas pelas parteiras desencorajavam as mulheres e deixavam-nas na dúvida sobre o que deviam fazer para fazer face às dores. Uma mulher disse que não compreendia o que devia fazer quando sentia dores porque a parteira lhe tinha gritado quando, para as aliviar, ela tinha colocado a mão no abdómen. A parteira impediu-a de colocar a mão no abdómen para manter o fluxo da solução nutritiva. A mulher estava a agonizar e começou a perguntar-se o que poderia fazer se não lhe fosse permitido fazer isso para lidar com a dor, e também se a sua expressão de dor estava a impedir a parteira de realizar o seu trabalho:

Inconscientemente, coloquei a minha mão com o tubo de solução no abdómen; ela gritou comigo e disse: "Não pode pôr a mão no abdómen porque tem de manter a solução a fluir". O que é que eu podia fazer? Estava em agonia e, quando pus a mão no abdómen, fi-lo por causa da dor e não para a dissuadir do seu trabalho".

Outra mulher recordou o que considerou ser a ação despropositada da parteira de pressionar o seu abdómen durante o parto devido ao medo de perder o bebé. A mulher disse que o que lhe causou dor e medo não foi apenas a ação de pressionar o abdómen, mas também o facto de a parteira lhe gritar, dizendo-lhe que o bebé ainda não estava bem, sem esclarecer porquê, e impedindo-a de fazer força durante o parto. Como consequência, a mulher sentiu muitas dores e medo e não conseguiu manter o controlo durante o parto, ao ponto de querer morrer em vez de dar à luz. Disse também que, se a parteira a tivesse tratado de forma diferente, ou seja, com coragem e respeito, teria tolerado a dor e estaria mais controlada durante o parto.

"Ainda me lembro em particular da dor quando ela pressionou o meu abdómen. Nessa altura, senti que eu e o meu bebé estávamos muito perto da morte. A parteira estava impaciente e gritava comigo. Eu queria que ela fosse paciente e não gritasse comigo, e ela fez-me sentir muito medo. Lembro-me de quando ela me disse que o meu bebé não estava bem. (Senti que os nove meses tinham sido desperdiçados e entrei em pânico com o estado do meu bebé). Se ela me tivesse tratado de outra forma, me tivesse dado confiança em mim própria e me tivesse encorajado, eu teria suportado qualquer coisa e teria resolvido todos os meus medos e dores... Senti que estava a morrer por causa das dores fortes e do medo... Senti que queria fazer muita força quando estava a dar à luz, mas ela pediu-me para não fazer força. Isso fez-me sentir que não tinha qualquer controlo sobre o parto".

Interpretação principal: Uma abordagem predominantemente desinteressada e desencorajadora, mesmo nos casos em que uma atitude atenciosa e um sentimento de capacitação foram relatados durante a primeira fase do trabalho de parto

A fim de obter uma compreensão global e significativa das expectativas e percepções das mulheres, estes resultados foram interpretados com base nos encontros de prestação de cuidados e de não prestação de cuidados na teoria da enfermagem e dos cuidados de saúde (Halldorsdottir, 1996). De acordo com Halldorsdottir (1996), um encontro de cuidado com um profissional de saúde envolve a perceção de competência, cuidado e ligação. No encontro de prestação de cuidados, a noção de "ponte" representa a comunicação aberta, a ligação, a confiança mútua e o respeito demonstrados entre o profissional de saúde e o cliente. O encontro de cuidados resulta numa mudança positiva que constitui 'empowerment', uma maior sensação de bem-estar e melhor saúde. Por outro lado, o encontro não-cuidadoso com um profissional de saúde envolve uma perceção de incompetência, indiferença, falta de confiança e desconexão. A noção de "muro" simboliza uma comunicação negativa ou inexistente, um sentimento de distanciamento e a falta de uma ligação carinhosa entre o profissional de saúde e o cliente num encontro considerado não carinhoso. Um encontro percepcionado como não-cuidadoso produz resultados negativos sob a forma de uma diminuição da sensação de bem-estar e saúde e de sentimentos de "desânimo".

As percepções e expectativas das mulheres relativamente à atitude das suas parteiras em relação à dor foram descritas e interpretadas à luz da teoria de Halldorsdottir. Os resultados revelam que a atitude indiferente e o desânimo foram predominantes, mesmo nos casos em que se registou uma atitude atenciosa e um sentimento de capacitação durante a primeira fase do trabalho de parto. As mulheres afirmaram que houve alturas em que as parteiras lhes forneceram informações, as apoiaram, as acalmaram e mantiveram a sua promessa de se manterem à mão, as ouviram e responderam às suas preocupações e satisfizeram as suas necessidades de alívio da dor. As mulheres relataram que se sentiram calmas, satisfeitas com os cuidados das parteiras e capazes de lidar com as dores do parto, e recordaram as experiências positivas de ocasiões anteriores em que tinham dado à luz. As mulheres sentiram-se capazes de lidar com a dor quando as parteiras usaram palavras que as inspiraram e motivaram. Por conseguinte, quando as parteiras demonstravam que se preocupavam com a necessidade individualizada de alívio da dor de uma mulher, as mulheres consideravam a atitude das parteiras em relação à dor como sendo carinhosa e sentiam-se capacitadas. Isto resultava da intenção da parteira de estabelecer ou manter uma relação positiva com a mulher, ou seja, esta era "a ponte". No entanto, as mulheres esperavam que as parteiras as tratassem com gentileza, as respeitassem, tivessem paciência, mostrassem uma atitude carinhosa e fossem prestáveis e receptivas, mas as parteiras não corresponderam a estas expectativas. A interpretação mostra que a atitude das parteiras foi predominantemente indiferente em relação à dor do parto. De acordo com as mulheres, as parteiras só demonstraram uma atitude atenciosa quando cumpriram as suas tarefas hospitalares. Os exemplos dados pelo grupo de discussão sobre o que as parteiras fizeram para lidar com a dor das mulheres incluíram a avaliação do estado geral das mulheres, a evolução do trabalho de parto, os sinais vitais, a frequência cardíaca do feto e a intensidade da dor; a instrução das mulheres para respirarem fundo; a administração de fluido intravenoso misturado com Syntocinon; e o acompanhamento dos cuidados sempre que possível. As parteiras concentraram-se apenas na execução das suas tarefas hospitalares e na comunicação com as mulheres, o que teve um efeito negativo nas emoções e na experiência das mulheres. Nesta situação, a relação entre a parteira e a mulher era superficial e não tinha como objetivo satisfazer as necessidades individuais das mulheres, ou seja, representava "o muro". Por conseguinte, as mulheres descreveram a atitude das parteiras em relação à dor como sendo pouco cuidadosa e sentiram-se desencorajadas, impotentes, stressadas, sujeitas a sofrimento e fora de controlo.

A teoria de Halldorsdottir (1996) identifica três componentes básicos que formam a perceção de um encontro indiferente com um profissional de saúde. São eles a ausência de cuidados profissionais, a perceção de uma parede e o efeito percebido dos cuidados profissionais. Isto ajudou-nos a compreender o que as mulheres esperavam das parteiras e como percepcionavam a atitude das parteiras em relação à dor do parto.

O primeiro componente do encontro não-cuidadoso é a falta de cuidado profissional. Esta componente envolve a perceção do profissional de saúde como indiferente, incompetente, irrefletido, insensível, desrespeitoso e desinteressado pelo cliente, quer como indivíduo quer como cliente, não querendo ou não podendo estabelecer uma ligação com o cliente, o que resulta na perceção de uma "parede". As mulheres afirmaram que as parteiras demonstraram a sua incompetência ao não lhes fornecerem informações suficientemente claras sobre a sua evolução no trabalho de parto, sobre como lidar com as dores do parto, sobre o que fazer quando sentiam dores e sobre o estado do seu bebé por nascer. As mulheres referiram que as parteiras eram indelicadas e mostravam intolerância quando as mulheres exprimiam as suas dores. As mulheres sentiram que as parteiras não estavam atentas às suas necessidades individuais de alívio da dor, que só estavam presentes de vez em quando, que as ignoravam e que pareciam ser insensíveis e desrespeitosas. Por conseguinte, as mulheres consideraram que as parteiras não tinham consideração, eram insensíveis e desrespeitavam a sua atitude em relação às dores do parto.

A perceção do "muro" é a segunda componente de um encontro indiferente. O 'muro' significa a falta de uma ligação carinhosa, distanciamento e comunicação negativa ou inexistente. O profissional de saúde é percepcionado pelo cliente como desatento e frio, ou seja, como se trabalhasse de forma robotizada, desumana, realizando o seu trabalho de forma contrária aos desejos do cliente e impaciente. As mulheres afirmaram que as parteiras trabalhavam como se fossem robots que ignoravam a sua dor e o seu medo em relação ao processo de parto, e disseram que as parteiras não respeitavam os seus sentimentos ou a sua necessidade de aliviar a dor. Sentiram que as parteiras não toleravam qualquer forma ou expressão de dor durante o trabalho de parto e, por conseguinte, ignoravam os seus pedidos de ajuda e apoio durante as fases iniciais. As mulheres queixaram-se de passar as primeiras fases do trabalho de parto sozinhas ou apenas com a presença intermitente das parteiras. Elas sentiram que precisavam de ter a parteira com elas a maior parte do tempo e não que ela as deixasse frequentemente para supervisionar outras mulheres. Algumas mulheres desculpavam-se com o facto de as parteiras estarem ocupadas, mas, para se sentirem seguras, queriam pelo menos saber o que a parteira ia fazer e durante quanto tempo, antes de ela as deixar. As mulheres sentiam que, se chamassem as parteiras durante o tempo em que ficavam sozinhas, estas partiriam do princípio de que precisavam de ajuda para aliviar as dores do parto. Acreditavam também que as parteiras as castigariam em troca, gritando com elas, recusando-se a atender à sua necessidade de mudar de posição na cama, recusando-se a oferecer analgésicos, recusando-se a usar um anestésico para reparar a incisão perene, atrasando o seu atendimento para a reparação, ou restringindo a quantidade de água que as mulheres podiam beber. O que as mulheres descreveram acima é considerado uma forma de comunicação negativa e de distanciamento.

A terceira componente de um encontro indiferente é a perceção do efeito da falta de cuidados profissionais. Halldorsdottir (1996) afirmou que a falta de cuidados profissionais conduz a um sentimento de desânimo e a uma sensação negativa de bem-estar e saúde. Os doentes relatam sentimentos de rejeição, mal-estar, insegurança, angústia, falta de controlo, menos confiança e/ou uma sensação de fracasso. Na nossa investigação, as mulheres referiram que as parteiras não toleravam qualquer forma ou expressão de dor durante o trabalho de parto e, por conseguinte, ignoravam os seus pedidos de ajuda e apoio durante as fases iniciais. As mulheres, por seu lado, sentiram que só lhes era permitido seguir as instruções da parteira para gerir a dor e que não lhes era permitido seguir o seu próprio instinto natural durante o trabalho de parto. Por esta razão, as mulheres afirmaram ter perdido a confiança para dar à luz normalmente e sentiram-se desencorajadas.

Capítulo 6

Discussão

Introdução

Neste capítulo da dissertação, os resultados são discutidos e avaliados. Como referido no capítulo três desta dissertação, foram utilizados métodos quantitativos e qualitativos para responder às questões de investigação. Em ambos os métodos, foram utilizadas as mesmas perguntas. Por conseguinte, neste capítulo, são discutidos os resultados gerados utilizando ambos os métodos. A discussão fornece uma avaliação dos resultados em relação aos objectivos/questões da investigação, com uma integração clara das evidências de estudos recentes para apoiar as afirmações e declarações.

Elevados conhecimentos das parteiras, atitude neutra em relação à dor e dominância da ideologia da instituição

A investigação procurou explorar a atitude das parteiras em relação à dor do parto, tanto na perspetiva das parteiras como na das mulheres. Esta secção discute os resultados na perspetiva das parteiras. Os resultados da perspetiva das parteiras revelam que as parteiras tinham conhecimentos elevados, uma atitude neutra em relação à dor de parto e adoptaram a ideologia da instituição. No entanto, a elucidação dos resultados do inquérito requer uma ligação com os resultados das entrevistas individualizadas. Para alcançar uma compreensão lógica e completa da atitude das parteiras, encontrámos, exibimos e associámos os temas/interpretações que correspondem aos resultados do inquérito (Creswell & Clark, 2011).

No geral, alguns itens do inquérito (para a parte dos conhecimentos: itens

1, 3, 7, 9, 13; para a parte da atitude: itens 3, 7, 8, 10) estavam relacionados com os resultados das entrevistas individualizadas e destinavam-se a explorar a atitude das parteiras em relação à dor. As parteiras tinham um elevado conhecimento sobre a dor do parto (média global=3,82). Os principais itens foram: "Faço com que as mulheres compreendam que a dor faz parte do processo do parto normal" (média=4,20), "Para trabalhar com a dor durante o parto normal, dou todo o apoio às mulheres para as ajudar a lidar com a dor" (média=4,15). Seguido de "A dor desempenha um papel importante na fisiologia do parto normal" (média=4,12), "Consigo reconhecer complicações relacionadas com o lidar com a dor pela forma como as mulheres expressam a sua dor" (4,08). As parteiras tinham um conhecimento médio do item "Cumpro rigorosamente a rotina hospitalar de atendimento à mulher com dor" (média= 2,63). Nesta investigação, a entrevista com as parteiras revelou que elas sabem que a dor do parto é uma parte normal do processo de nascimento (Parteiras: Tema 1). Também sabem que a experiência da dor é diferente para cada mulher. Para algumas mulheres, a dor é intensa e intolerável; para outras, é um sofrimento; e para outras ainda, é tolerável. Descrevem que a dor do parto é a dor resultante das contracções uterinas e que leva à dilatação cervical, o que aumenta o progresso do parto. Reconhecem que a dor do parto não é apenas física, mas também emocional. Definiram a dor emocional intensa durante o trabalho de parto como "sofrimento" (Parteiras: Tema 1). A forma como as mulheres expressam a sua dor dá às parteiras algumas indicações sobre a quantidade de dor que as mulheres estão a sentir. Elas reconhecem a necessidade de apoiar as mulheres que estão a sofrer e as que não conseguem suportar a dor, de modo a evitar complicações relacionadas com o parto. Também falaram da importância de as parturientes compreenderem que a dor é normal e que ajuda a progredir durante o trabalho de parto e a ter um parto seguro.

Tanto quanto sabemos, o conhecimento das parteiras sobre a dor do parto nunca foi estudado anteriormente. No entanto, os nossos resultados dão-nos uma ideia dos conhecimentos das parteiras jordanas sobre a dor. A dor é um fator importante a ter em conta durante o trabalho de parto, e a qualidade dos cuidados prestados por uma instituição pode ser considerada baixa se os clientes/mulheres sofrerem demasiadas dores. Se o alívio da dor for inadequado, a qualidade dos cuidados prestados durante o parto pode ser considerada baixa, mesmo para aqueles que não relacionam a dor com crenças religiosas (Abushaikha e Oweis 2005, 33-38). O conhecimento é um fator importante que afecta a qualidade dos cuidados e, em última análise, o alívio da dor e a satisfação com os cuidados (Ojerinde, Onibokun & Akpa 2016). Para além do conhecimento dos medicamentos para a dor, a parteira em qualquer país deve possuir conhecimentos sobre a atitude empática e a gestão não farmacológica da dor durante o trabalho de parto sem complicações, bem como sobre a manipulação ambiental (Khalaf & Callister 1997). Devido aos seus conhecimentos, as parteiras jordanas são as principais prestadoras de cuidados de parto a parturientes de baixo risco. Uma vez que as parteiras conhecem a fisiologia das dores de parto, sabem como é importante apoiar as mulheres durante o trabalho de parto. Com base no trabalho de Ojerinde, Onibokun e Akpa (2016), existe uma forte relação entre o conhecimento e o nível de educação dos enfermeiros/parteiras e uma relação moderada entre a prática dos enfermeiros/parteiras e o seu conhecimento. Assim, o conhecimento do pessoal sobre a gestão da dor no trabalho de parto pode afetar as percepções de qualidade nas instalações médicas. Por exemplo, se, devido aos seus conhecimentos e experiência, as parteiras forem capazes de diferenciar a dor normal da dor patológica, podem partilhar com outros profissionais de saúde e melhorar as condições da paciente.

As parteiras jordanas estudaram durante quatro anos e praticaram durante os seus estudos como parteiras em hospitais-escola. Foram ensinadas sobre a normalidade das dores de parto. Mas estão a ter dificuldades em pôr em prática o que aprenderam. Em contrapartida, países como a Suécia têm programas académicos sólidos para parteiras. As parteiras suecas trabalharam como enfermeiras durante dois anos antes de se especializarem em obstetrícia. Lidaram com a dor patológica antes de serem ensinadas sobre a dor normal. Este facto exige que as parteiras suecas mudem a sua atitude em relação à dor do parto. Esta questão constituiu um desafio para as parteiras suecas sobre como lidar com a dor normal e como mudar o seu conhecimento e atitude para confiar na fisiologia da dor (Gleisner 2013). A razão para o contraste entre as parteiras jordanas e suecas é comparar e compreender os impactos da educação e do conhecimento nos resultados da prática obstétrica. No caso das jordanas, é notório que elas lutam para praticar o que aprenderam, ao passo que, no caso das parteiras suecas, há indicações de que programas académicos sólidos melhoram o trabalho das parteiras e os resultados do seu trabalho.

Pela minha experiência, alguns profissionais e instituições médicas jordanas podem ver a obstetrícia como uma profissão competitiva. Outros consideram a obstetrícia como uma profissão atrasada, desnecessária ou não única, embora confiem nas parteiras para prestar cuidados às mulheres em idade fértil. Isto faz com que seja muito difícil para as parteiras funcionarem e podem, por isso, oferecer serviços que não são tão bons como os esperados e percepcionados pelos clientes. Mas os médicos na Suécia cooperaram com as parteiras e têm uma forte união com elas.

Por outro lado, com base na análise da parte do inquérito relativa à atitude, as parteiras têm uma atitude neutra em relação à dor (média global=3,41). As parteiras têm uma atitude positiva relativamente aos itens "Os gritos e berros das mulheres com dores não podem perturbar as outras clientes" (média=4,40). "As mulheres devem compreender que a dor desempenha um papel importante na fisiologia do parto normal" (média=4,03), "devem prestar os cuidados e apoio essenciais para dar conforto às mulheres com dores de parto, mesmo que isso ultrapasse a prática de rotina" (média=3,83). No entanto, a maioria teve uma atitude neutra em relação ao item "Nenhuma mulher deve sofrer as dores do parto; por isso, deve ser-lhes oferecido alívio da dor" (média=3,22). Os resultados do inquérito não explicam por que razão a atitude das parteiras foi neutra, apesar de terem um elevado conhecimento sobre a dor do parto. Assim, os benefícios de entrevistar cinco dos participantes foram imensos. As informadoras acreditam na normalidade da dor do parto e que todas as mulheres devem compreender que a dor é importante para conseguir progressos no trabalho de parto e facilitar um parto seguro (Parteiras: Tema2). Também acreditam que o apoio às mulheres durante o trabalho de parto ajuda-as a lidar bem com a dor do parto ou a tolerar a dor. As dimensões do apoio intraparto incluem o apoio emocional, informativo, físico e de advocacia (Hodnett et al. 2011). As parteiras acreditam que gritar e berrar são expressões de sofrimento e dor intensa (Parteiras: Tema 2). Ao mesmo tempo, acreditam que gritar e berrar consome a energia da mulher e afecta a sua força física para dar à luz, mas esta atitude é aceitável e não incomoda as parteiras nem as outras mulheres (Parteiras: Tema 3). Algumas parteiras acreditam que oferecer alívio da dor pode ser a melhor intervenção para ajudar as mulheres que sofrem a sentirem-se à vontade e relaxadas durante o trabalho de parto. Para outras parteiras, o apoio psicológico e o trabalho de equipa são úteis quando se lida com mulheres que sofrem e não cooperam durante o trabalho de parto (Parteiras: Tema2; Tema3).

No entanto, de acordo com os resultados qualitativos, as parteiras estão a adotar uma ideologia "com a instituição", apesar das intenções de demonstrar a ideologia "com as mulheres" (Parteiras: Interpretação principal). Apesar de as parteiras saberem como lidar com a dor do parto (Parteiras: Tema 1) e que a dor requer cuidados individualizados (Parteiras: Tema 2), bem como uma estratégia para trabalhar o pensamento das mulheres sobre a dor do parto (Parteiras: Tema 3), referiram que não são capazes de atuar de acordo com os padrões do conhecimento ideal (Parteiras: Tema 4). Isto deve-se à falta de pessoal; estão concentradas em tarefas institucionais e na satisfação das necessidades da instituição; estão sobrecarregadas de trabalho e têm como objetivo a prevenção de complicações relacionadas com o parto. A tomada de decisões em nome das mulheres foi limitada porque lhes faltam recursos como o alívio da dor, o pessoal e o apoio institucional. A falta de recursos pode causar uma queda na qualidade dos serviços que as parteiras prestam (Miquelutti, Cecatti & Makuch, 2013). Apesar de os indicadores de saúde mostrarem uma variação inferior ao longo dos anos, nos últimos 20 anos, os indicadores de saúde da Jordânia melhoraram drasticamente, apesar dos enormes desafios no sistema de saúde, com uma grave escassez de parteiras e enfermeiras. O número de mulheres em idade fértil está a aumentar gradualmente, o que, combinado com a falta de pessoal de obstetrícia qualificado que possa responder às necessidades de cuidados de saúde desta população e a dificuldade em atrair e reter pessoal, torna a situação bastante complicada (HHC, 2014).

Na minha opinião, a dor que pode ser quantificada é apenas uma componente da experiência global da mulher no trabalho de parto e no parto. Por conseguinte, embora a dor e o seu alívio influenciem a experiência e, consequentemente, a satisfação pessoal, existe a probabilidade de esta nem sempre estar correlacionada com a intensidade da dor, mas, pelo contrário, a qualidade dos cuidados e a atitude dirigida ao alívio da dor podem ser um parâmetro importante para gerar uma experiência de parto favorável e podem, de facto, ser um parâmetro a avaliar. Até à data, não existem estudos que tenham explorado a atitude das parteiras em relação à dor em diferentes culturas a nível internacional, onde existem sistemas de obstetrícia completamente diferentes para cuidar das parturientes, cujas expectativas e percepções da abordagem das parteiras à dor do parto são diferentes. Por isso, justifica-se a realização de mais investigação para examinar a atitude das parteiras em relação à dor numa perspetiva internacional (Floyd et al. 2014). Isso pode ajudar as parteiras a experimentar algo que é diferente da sua prática nacional, descobrir atitudes comuns em relação à dor e partilhar as suas atitudes entre culturas, para que possam aceitar e aprender umas com as outras sem medo de críticas.

Expectativas muito elevadas das mulheres, perceção neutra e domínio da atitude indiferente

Os resultados da perspetiva das mulheres indicam que as parteiras estão a adotar maioritariamente o modelo de alívio da dor de Leap e Anderson (2004), segundo o qual a dor das mulheres deve ser aliviada através de métodos farmacológicos de alívio da dor. O papel das parteiras é assegurar que a dor sentida pelas pacientes seja aliviada tanto quanto possível, oferecendo um menu ou conjunto de opções para aliviar a dor. Também precisam de informar as mulheres sobre o apoio psicológico e emocional que as parteiras podem dar para lhes permitir lidar com a dor (Lally et al. 2014). Os resultados mostram ainda que as mulheres sentem um predomínio de atitudes não-cuidadosas (Halldorsdottir 1996) por parte das parteiras, bem como o modelo de alívio da dor neste hospital público jordano. De acordo com as mulheres desta investigação, as parteiras aliviam as dores das mulheres através da administração de analgésicos (Mulheres: Tema 1). Além disso, a falta de cuidado envolve parteiras que são intolerantes, impacientes e irresponsáveis às expressões de dor das mulheres, possivelmente devido a um ambiente de parto ruidoso e à sobrecarga de trabalho (Mulheres: Tema 3). De igual modo, as parteiras não encorajaram e apoiaram as mulheres nos momentos de dor, o que agravou o sentimento de dor e o medo das mulheres em relação ao processo de parto, e fez com que as mulheres criassem grandes expectativas em relação às parteiras. Na perspetiva das mulheres, a crença de que nenhuma mulher precisa de sofrer de dores de parto não é suficiente para satisfazer as expectativas das mulheres e melhorar as suas percepções. Por conseguinte, os resultados são interpretados de forma a que a atitude das parteiras em relação à dor do parto seja vista como um fator importante para a implementação do modelo de alívio da dor pelas parteiras e, por conseguinte, também como um fator pertinente para melhorar a qualidade dos cuidados nos hospitais públicos jordanos.

Os resultados quantitativos mostram que, em geral, as expectativas das mulheres em relação às parteiras eram muito elevadas. Esperavam que as parteiras 'Acompanhassem os cuidados', que foi o item mais elevado, seguido de 'Utilizassem uma vasta gama de recursos para ajudar a mulher', 'Ajudassem as mulheres com dores a ganhar confiança' (M=4,58), 'Dessem incentivo para que pudéssemos lidar com a dor' (M=4,58), 'Mantivessem uma presença de apoio no trabalho de parto' (M=4,57), 'Agissem atempadamente na ação clínica' (M=4,52) e 'Dessem continuidade aos cuidados' (M=4,52). As mulheres também tinham grandes expectativas em relação às parteiras em três outros itens: 'Ouvir atentamente e responder de forma adequada às nossas necessidades' (M=4,44), 'Disponibilizar tempo suficiente para satisfazer as nossas necessidades' (M=4,41) e 'Proporcionar uma avaliação completa e contínua' (M=4,4). Embora as mulheres tivessem expectativas muito elevadas em relação às parteiras no que respeita à sua atitude em relação à dor do parto, as parteiras não corresponderam a muitas das expectativas das mulheres (Mulheres: Tema 3). Os estudos sobre o processo de parto que se concentram nas mulheres que sentem dor no parto e nas suas expectativas, percepções e opiniões sobre as suas parteiras raramente surgem, o que torna escassas as evidências que contradizem os resultados aqui recolhidos (Firouzbakht, Nikpour & Khafri, 2014). Os resultados alternativos de outros estudos que existem contêm algumas

preocupações metodológicas quando se fazem comparações com os resultados quantitativos desta dissertação. Por exemplo, os resultados desta dissertação são contrários aos resultados de Oweis e Abushaikha (2004) no que respeita às expectativas das mulheres primigestas relativamente à sua experiência de parto. Estes autores referem que a maioria das mulheres esperava cuidados obstétricos inadequados durante o seu primeiro parto. Uma explicação indicativa para esta contradição é o facto de as mulheres que participaram no estudo de Oweis e Abushaikha serem primigestas e estarem, na sua maioria, no terceiro trimestre. As expectativas das mulheres no seu estudo estavam relacionadas com o processo geral de nascimento da criança, que pode ser mais herdado ou formulado a partir de histórias ouvidas, da leitura de revistas e dos meios de comunicação social. No entanto, a nossa investigação foi efectuada em mulheres primíparas e multíparas.
As mulheres responderam a um inquérito e participaram em grupos de discussão sobre expectativas que se centraram na atitude das suas parteiras em relação à dor de parto após o nascimento. Assim, as expectativas obtidas não são apenas herdadas e baseadas em histórias ouvidas, mas também representam experiências anteriores e actuais.

A partir da fase qualitativa, os resultados mostram que parece que a capacitação, o apoio e a continuidade dos cuidados, o momento certo das acções, a compreensão e a capacidade de resposta às necessidades das mulheres são expectativas relevantes para as mulheres (Mulheres: Tema 1; 2; 3; 4). As outras expectativas relacionadas com a avaliação adequada, a disponibilização de tempo para responder às necessidades das mulheres e os cuidados de acompanhamento podem também ser relevantes para compreender as atitudes das parteiras face à dor do parto. Esta dissertação explorou as expectativas das mulheres em relação às suas parteiras no que respeita às suas atitudes face à dor do parto. Entretanto, estudos anteriores realizados na Jordânia apresentaram resultados relacionados com as experiências das mulheres durante o processo de parto, a qualidade dos serviços maternos que lhes são prestados e o apoio durante o trabalho de parto (Hatamleh, Shaban & Homer 2012; Hatamleh et al. 2012; Khresheh & Barclay 2010; Oweis 2009; Oweis & Abushaikha 2004).

As mulheres esperavam que as parteiras as encorajassem e apoiassem para poderem lidar com as dores do parto (Mulheres: Tema 1; Tema 4). Em vez disso, os resultados mostram que predominou uma atitude indiferente (Mulheres: Interpretação principal), o que significa que as parteiras desencorajaram as mulheres a lidar com a dor do parto através da implementação de práticas inseguras e desconfortáveis, dizendo palavras stressantes, sendo intolerantes com as expressões de dor das mulheres, fornecendo informações pouco claras para as mulheres e não permitindo que as mulheres seguissem o seu instinto interior (Mulheres: Tema 4). Por conseguinte, as mulheres consideraram a abordagem das parteiras desanimadora e sentiram-se inúteis e impotentes no momento do parto (Mulheres: Tema 4). Este achado é consistente com o que as primigestas relataram em Faisal et al (2014). No estudo de Faisal, as mulheres tinham optado por uma cesariana devido ao medo do parto, à falta de apoio das parteiras quando o marido e a família não podiam estar presentes e à falta de confiança no pessoal da maternidade, na sequência de um comportamento "insatisfatório", "hostil" e "indelicado" do pessoal. É possível que, se as mulheres considerarem que as parteiras são incapazes de satisfazer as suas necessidades para lidar com a dor, possam tornar-se agitadas e mais exigentes para com as parteiras (Mulheres: Tema 4). Algumas mulheres descreveram como se sentiram capacitadas quando as parteiras as encorajaram a lidar com a dor do parto (Mulheres: Tema 2). Sentiam-se encorajadas quando as parteiras diziam frases de incentivo, as informavam sobre a evolução do trabalho de parto e respondiam às suas necessidades de alívio da dor. Por conseguinte, sentiram-se capazes e confiantes para lidar com a dor e dar à luz. De acordo com Whitburn et al (2014), as palavras proferidas pelos prestadores de cuidados ao parto podem influenciar o estado de espírito das mulheres durante o trabalho de parto e a sua experiência de dor. As palavras positivas conduzem a mentalidades positivas e à aceitação da dor do parto. Pelo contrário, as palavras negativas podem desencorajar as mulheres e levar a uma sensação de impotência para lidar com a dor do parto. Bergstrom et al (2014) concluíram que qualquer forma de conversa sobre o parto é importante para as mulheres, quer estejam a sentir dor ou não, uma vez que pode ajudá-las a lidar com a dor e a manter o controlo. Na presente investigação, as parteiras foram consideradas atenciosas quando compreenderam e satisfizeram as necessidades das mulheres para lidar com a dor do parto, pelo que não esperavam mais encorajamento por parte das parteiras (Mulheres: Tema 1).

A partir dos resultados qualitativos, o apoio e a continuidade dos cuidados também são considerados resultados importantes, tal como se explica nesta secção. A continuidade dos cuidados foi considerada uma expetativa importante dos serviços de maternidade e eficaz na redução das necessidades das mulheres de métodos farmacológicos de alívio da dor, capacitando-as assim para lidar com a dor do parto, contribuindo para sentimentos de segurança durante o trabalho de parto e melhorando a experiência positiva das mulheres no parto (Hodnett et al. 2013). Na presente investigação, as mulheres descreveram a atitude das parteiras como pouco atenciosa (Mulheres: Interpretação principal). As parteiras careciam de apoio e continuidade de cuidados na sua abordagem à dor do parto. As mulheres referiram que as parteiras não lhes deram apoio informativo, emocional e físico. Também não estavam presentes com elas de uma forma significativa. Em vez disso, estavam, segundo as mulheres entrevistadas nesta investigação, ocupadas a conversar umas com as outras, não respondiam às suas necessidades, não lhes forneciam informações claras, deixavam-nas sozinhas durante muito tempo, o que pode ser explicado por uma enfermaria ocupada, não empatizavam com as suas dores e castigavam-nas quando estas exprimiam qualquer forma de dor (Mulheres: Tema 3). O problema é que, devido à falta de apoio e de continuidade dos cuidados, as mulheres sentiam o trabalho de parto como doloroso e temeroso, e não estavam satisfeitas com a atitude das parteiras em relação à dor do parto (Mulheres: Tema 3). Este facto é consistente com outros estudos que relataram um trabalho de parto mais doloroso e temeroso do que o esperado, um fraco alívio/controlo da dor, um apoio inadequado na gestão da dor do trabalho de parto e o facto de não terem sido questionadas sobre os seus sentimentos durante o trabalho de parto, todos eles associados à insatisfação das mulheres com a experiência do parto (Mohammad et al. 2014; Oweis 2009). Algumas mulheres referiram que as suas parteiras demonstraram uma atitude carinhosa quando mantiveram a promessa de disponibilidade durante os momentos de necessidade, e demonstraram qualidades carinhosas particulares, tais como serem pacientes, prestáveis, empáticas, amáveis, gentis e respeitosas, particularmente nas fases iniciais do trabalho de parto (Mulheres: Tema 1). Isto acalmou as mulheres e ajudou-as a lidar com as dores do parto, a manter memórias positivas e a cumprir as suas expectativas (Mulheres: Tema 1). Relacionando isto com outros estudos, Farahat et al (2015) sugeriram que a implementação de um plano de parto para garantir uma sensação de controlo, capacitação e confiança aumentou a satisfação das mulheres com o parto. No seu estudo, o plano de parto ou a intervenção introduzida conduziu a experiências de parto significativamente melhores, o que aumentou a satisfação das mulheres. As mulheres que recebem cuidados que incluem um planeamento detalhado do parto estão mais satisfeitas do que as que não recebem (Farahat et al. 2015).

As mulheres afirmaram que as parteiras deviam atuar nos momentos certos e responder às suas necessidades para que sentissem menos dor e medo e ficassem satisfeitas (Mulheres: Tema 3). Acreditavam que as parteiras eram ignorantes, intolerantes, desrespeitosas e que as castigavam quando demoravam a atuar nos momentos de necessidade. As mulheres pensavam que o motivo da demora e da falta de resposta às suas necessidades por parte das parteiras era a impaciência e/ou a expressão de dor das mulheres. Por conseguinte, as mulheres descreveram a atitude das parteiras em relação à dor do parto como pouco atenciosa (Halldorsdottir 1996). Por conseguinte, não estavam satisfeitas com a atitude das parteiras e esperavam mais das parteiras para as ajudar a lidar com a dor do parto. Esta constatação pode ser explicada pelo facto de, nos hospitais jordanos, onde os médicos dominam e há falta de parteiras, a falta de continuidade dos cuidados obstétricos ter um grande impacto (Shaban et al. 2012). Na Jordânia, os obstetras são os assistentes de parto para as mulheres de alto risco e os responsáveis pela decisão de ordenar o alívio da dor para as mulheres nos hospitais públicos, enquanto as parteiras assistem aos partos de mulheres de baixo risco, defendem os direitos das mulheres a ter alívio da dor e administram analgésicos após obterem ordens do médico (MOH, 2007). Assim, mesmo na presença do domínio dos médicos, as parteiras são responsáveis por ajudar as mulheres a lidar com as dores durante o parto.

As mulheres não estavam satisfeitas com os cuidados prestados pelas parteiras durante o parto quando estas não demonstravam uma atitude atenciosa em relação à dor do parto. Uma possível explicação pode ser baseada no rácio parteira-mulher nos hospitais públicos da Jordânia. Na Jordânia, um país de rendimento médio alto, o rácio parteiras-mulheres é de 4 enfermeiras e parteiras por 1 000 mulheres (Banco Mundial 2016). Nos hospitais públicos jordanos, o rácio parteira-mulher é elevado, geralmente uma parteira para cinco mulheres (Shaban et al. 2012); 4 enfermeiros e parteiras por 1 000 mulheres (Banco Mundial 2016). O hospital alvo tinha de lidar com 37 a 40 partos normais por dia. Tratava-se de um número elevado, tendo em conta que, normalmente, havia cinco parteiras disponíveis por turno (Al Slemaat 2012). Este facto criou uma gestão desequilibrada da situação em que cada parteira tinha de assistir a pelo menos sete a oito partos por dia. Esta situação pode ser comparada com a de países de elevado rendimento, onde o rácio de parteiras e enfermeiros por 1 000 mulheres também é crítico: Suécia e Qatar com 11,9/1 000; Alemanha 11,5/1 000; Finlândia 10,9/1 000; Austrália 10,6/1 000; EUA 9,8/1 000; Canadá e França 9,3/1 000; Reino Unido 8,8/1 000, Espanha 5,7/1 000; Arábia Saudita 4,9/1 000; Kuwait 4,6, como evidenciado pelos dados do Banco Mundial (2016). A situação na Jordânia é também comparável à de outros países com rendimentos elevados (enfermeiros e parteiras/1.000 mulheres), como o Turquemenistão 4,4/1.000; a Roménia 5,6/1.000 e o Brasil 7,6/1.000. Se as horas de parto se sobrepusessem, as parteiras seriam obrigadas a deslocar-se de uma mulher para outra. Talvez por esta razão, as mulheres sentissem que estavam a ser totalmente negligenciadas, quando, na realidade, a parteira estava a ficar sobrecarregada com a pressão do ambiente de trabalho. Durante esses cuidados de vaivém, a parteira pode ter tentado reduzir os níveis de ansiedade das mulheres, mas por vezes ignorou as suas chamadas se estivesse a atender outra mulher ou se estivesse simplesmente cansada. Na Suécia, pode acontecer a mesma situação, especialmente quando há muitas mulheres a serem atendidas e quando o motivo da chamada não é considerado crítico. O pessoal do hospital alvo era inadequado, o que pode ter afetado a qualidade dos cuidados de saúde prestados. Consequentemente, as parteiras sofreram um aumento dos níveis de stress, uma vez que tinham uma carga de trabalho pesada. Além disso, a qualidade dos serviços de obstetrícia foi reduzida por esta situação, e os padrões éticos esperados dos enfermeiros e parteiras (JNC 2006) foram desrespeitados. Ainda assim, devido ao facto de não corresponderem às expectativas das mulheres, uma questão que se coloca é se intensificaram o trauma emocional e físico a que as parturientes têm de ser sujeitas em vez de o aliviarem. De acordo com Hunter (2010), é possível que, neste caso, o trauma emocional das mulheres seja aumentado, uma vez que o autor relaciona as expectativas com os resultados emocionais. Este pode ser um dos muitos problemas que os serviços de obstetrícia enfrentam na Jordânia, porque o resultado de clientes insatisfeitas em relação às suas emoções e percepções não é bem cuidado. Com base no trabalho de Hunter (2010), é possível que o problema aumente porque, quando não há satisfação, os resultados são piores em termos de emoções.

Khresheh e Barclay (2010) sugeriram que mudar a política nos hospitais jordanos, permitindo que um familiar fique com a parturiente, pode melhorar as experiências de parto. Os autores referiram que a presença de um familiar do sexo feminino junto da parturiente fazia com que esta se sentisse segura, encorajada e facilitava a comunicação com o prestador de cuidados. Atualmente, é possível que um acompanhante da família apoie as mulheres em trabalho de parto devido à renovação dos desenhos do trabalho de parto. A renovação e o equipamento dos departamentos de obstetrícia foram implementados durante a primeira fase do projeto Jordan Health Systems Strengthening II (HSS II) nos anos 2009 - 2011 (USAID 2013). A segunda fase do projeto para os anos 2010 - 2014 centra-se na melhoria da qualidade dos serviços de cuidados prestados às mulheres. Todo o projeto tem uma duração de cinco anos, de 2009 a 2014, e a visão do projeto HSS II é a seguinte

> Melhorar a saúde da população jordana através do acesso a serviços de saúde de alta qualidade e de comunidades capacitadas que participam em estilos de vida saudáveis" (p. 5).

Assim, para alcançar esta visão, os decisores políticos têm de ouvir a opinião das parturientes no sentido de terem apoio contínuo das parteiras. Se tal não for possível devido à carga de trabalho, devem ser tidos em conta os pedidos das mulheres no sentido de permitir que um familiar seja um acompanhante. Shaban et al (2012) também sugeriram que garantir níveis adequados de pessoal, quer empregando parteiras qualificadas ou assistentes de parteiras, quer pessoal não qualificado, como recepcionistas ou auxiliares, pode resolver o problema. No entanto, assegurar o rácio parteira/mulher é um primeiro passo para organizar o ambiente de trabalho. Na minha opinião, é obrigatória uma mudança no estilo de liderança, uma vez que as necessidades das mulheres mudam, as expectativas das mulheres aumentam, é necessário tomar decisões difíceis, não são cumpridas normas importantes de prática, é necessário alcançar o crescimento profissional e melhorar a satisfação no trabalho. As parteiras a todos os níveis devem ser capacitadas para influenciar a sua prática e motivadas a adotar uma atitude clara em relação à dor do parto, baseada nas necessidades das mulheres.

Sullivan e Garlan (2010) salientaram que um estilo de liderança que se concentra nas forças externas dos enfermeiros gestores não é garantia de conclusão de tarefas e de mudança na qualidade dos cuidados prestados aos clientes. Explicaram que as motivações internas dos prestadores de cuidados de saúde também são necessárias para compreender as necessidades dos clientes e dos enfermeiros. Por conseguinte, na minha opinião, é necessário criar um ambiente de trabalho saudável, o que requer a garantia de apoio e reconhecimento por parte da chefia. Tanto os gestores das maternidades como as próprias parteiras têm de melhorar as suas capacidades de liderança. Para se tornarem líderes, as parteiras devem ser capazes de influenciar os outros, facilitar a aprendizagem, pensar de forma crítica, delegar corretamente os cuidados, comunicar eficazmente, tomar decisões e gerir problemas. Têm de aprender a colaborar com os prestadores de cuidados de saúde a todos os níveis, a fim de assegurar a prestação de cuidados óptimos às mulheres. As parteiras têm de estar envolvidas nas fases de desenvolvimento e coordenação das actividades a realizar no seu ambiente de trabalho. Os líderes das parteiras devem estabelecer padrões de desempenho no trabalho de parto, os meios para medir o desempenho das parteiras, avaliar os cuidados prestados pelas parteiras e dar feedback.

Assim, concentrar-se na melhoria das competências de liderança na prática da obstetrícia tem um valor soberbo, que pode exceder a garantia de adequação do pessoal
- nomeadamente quando são necessários esforços educativos e financeiros a longo prazo para garantir a contratação de pessoal.

Algumas expectativas já existem, provenientes de experiências de parto de outras mulheres, de familiares e dos meios de comunicação social. Martin, Charlesworth e Henderson (2010) resumiram que as nossas expectativas diárias são formadas e guiadas por outros, afirmando que:

> 'Todos nós temos expectativas sobre o que é necessário para uma vida razoável, incluindo boa saúde e bem-estar social. As expectativas resultam do convívio com as nossas famílias, amigos e colegas, da experiência anterior, daquilo a que estamos habituados e da informação sobre serviços e tratamentos" (p. 106).

No entanto, surgem novas expectativas quando as mulheres sentem medo de um parto doloroso. A reflexão sobre estas expectativas provoca uma mudança na consciência das mulheres, que passam da crença em expectativas comuns para novas expectativas. As novas expectativas geradas nesta investigação são simples e desprovidas de complicações, como se explica nesta secção em termos do que as mulheres notaram. Estas consistem em novas ideias, tais como - segundo as mulheres - "ser mais simpático", "não gritar comigo", "ser paciente", "estar presente comigo e apoiar-me", "não me deixar sozinha", "sentir a dor, o medo e a tensão que eu tinha", "encorajar-me", "assegurar-me" e "respeitar-me". Depois disso, as mulheres reforçam as novas expectativas com exemplos e experiências que provam que essas expectativas são reais. Esta conclusão pode ser apoiada por uma recente revisão da literatura que se centrou no conceito de boas experiências de obstetrícia e parto holístico em países de elevado rendimento (Borrelli

2014). De acordo com Borrelli (2014), tal como citado nos artigos revistos, as mulheres precisam que as parteiras as apoiem durante o parto, as envolvam na tomada de decisões relacionadas com a gestão da dor do parto, as capacitem, lhes forneçam informações adequadas sobre o progresso do parto e respondam às suas perguntas.

Quando uma mulher jordana expressa uma expetativa específica em relação a uma parteira que cuidou dela, isso indica que a mulher tomou consciência das suas necessidades. Significa também que a mulher começou a ver os serviços de obstetrícia de uma forma realista. As mulheres desta investigação referiram que as parteiras não corresponderam às suas expectativas em relação à gestão da dor durante o trabalho de parto. Expressaram que se sentiram desiludidas, frustradas e desamparadas. À luz deste conflito relacional, esta constatação exige uma clarificação dos papéis das parteiras e das mulheres. De acordo com Fraser e Cooper (2009), sabe-se que a relação entre a parteira e a mulher se baseia num conjunto mútuo de expectativas. Descreveram a relação parteira-mulher afirmando que:

> As relações podem tornar-se desequilibradas e, nestas situações, a parteira tem de trabalhar as emoções. Por exemplo, uma mulher pode ser hostil aos conselhos da parteira ou, em alternativa, pode esperar mais em termos de amizade pessoal do que a parteira sente que é apropriado ou viável oferecer" (p. 14).

Invariavelmente, a mulher chega ao parto com expectativas sobre a forma como ela e a parteira devem pensar, atuar e comportar-se. Por exemplo, as mulheres esperam que a parteira seja prestável, humilde, digna de confiança, hábil e que responda às suas necessidades. A mulher espera que a parteira não tente fazer-lhe mal ou magoá-la intencionalmente. Do meu ponto de vista, quanto mais a mulher estiver consciente das suas expectativas, mais poder terá na sua experiência de parto. Qualquer violação das expectativas da mulher pode ser uma fonte direta de frustração, tristeza, depressão, impotência e culpa. Ao mesmo tempo, isto ajudará a mulher a aprender a ver a atitude da parteira em relação à dor do parto de uma forma diferente e a adotar estratégias auto-reguladas para lidar com a dor durante o parto da próxima vez.

Nos hospitais públicos jordanos, as parteiras trabalham como parte de uma equipa numa enfermaria partilhada. Têm um contacto direto com as mulheres e assistem a partos de mulheres de baixo risco. Além disso, as mulheres ficam mais satisfeitas quando o seu parto é assistido por parteiras, como refere Oweis (2009). Consequentemente, não é suficiente que as parteiras jordanas compreendam que devem atender mulheres em trabalho de parto de baixo risco. As parteiras têm de saber quais são as necessidades das suas mulheres e como responder efetivamente a essas necessidades. Por outro lado, a sobrecarga de trabalho no hospital alvo limita o papel das parteiras à avaliação e satisfação das necessidades das parturientes.

Em termos quantitativos, as mulheres também tiveram uma perceção neutra das atitudes das suas parteiras em relação à dor do parto. O item "A minha parteira foi muito paciente e atenciosa" foi o item mais pontuado pelas mulheres (M=3,47, DP= 1,194). Este item foi seguido por 'Estou completamente satisfeita com o serviço que me foi prestado pela minha parteira' (M= 3,45, DP= 1,205), 'Gostei da forma como a minha parteira me tratou; espero que no meu próximo parto (se alguma vez o fizer) seja ela a atender-me' (M= 3,44, DP= 1,248) e 'Devo à minha parteira o facto de ter conseguido ultrapassar as minhas dores de parto' (M= 3,43, DP= 1,149). O item com uma pontuação média baixa foi 'As minhas necessidades foram perfeitamente atendidas pela minha parteira' (M=3,36, DP=1,185). A literatura apoia estes resultados e revela que, apesar da dor, as mulheres tiveram experiências positivas e ficaram mais satisfeitas com toda a experiência do parto quando os seus partos foram assistidos pela parteira ou pela parteira e obstetra do que quando os seus partos foram assistidos apenas por um obstetra (Gibson 2014; Oweis 2009). Gibson (2014) salientou que a razão para este facto se deve ao facto de as parteiras acreditarem na normalidade do parto, pelo que não podiam prescrever qualquer analgésico durante o parto. Também vale a pena notar que as parteiras estão equipadas com mais competências sobre como apoiar as mulheres durante o parto em comparação com os obstetras, e assim, como um mecanismo de compensação para a sua incapacidade de prescrever qualquer medicação, empregam diferentes formas de lidar com as dores de parto. Por conseguinte, as mulheres do estudo de Gibson prepararam-se para lidar com as dores do parto recorrendo a métodos não farmacológicos de alívio da dor, a técnicas de relaxamento e ao apoio do marido ou de uma doula.

A principal interpretação dos resultados qualitativos revelou que a atitude não-cuidadosa predominou. A atitude indiferente das parteiras foi descrita como sendo desatenta, irresponsiva, desrespeitosa, intolerante, desinteressada e como não percebendo a necessidade de ajuda das mulheres para as dores do parto. Segundo as mulheres, a atitude indiferente das parteiras aumentou a sensação de dor e de medo durante o trabalho de parto. As mulheres estavam à espera de mais ajuda e apoio por parte das parteiras, mas, infelizmente, disseram que as expectativas eram demasiado elevadas e não foram satisfeitas. Por conseguinte, as mães não estavam satisfeitas com os serviços e as atitudes das parteiras relativamente à dor do parto. Para além disso, as mulheres não gostaram da forma como as parteiras as trataram. Esperavam que as parteiras as tratassem de forma gentil, respeitosa e amável, e que tivessem empatia com elas e compreendessem as suas necessidades de alívio da dor. Por outro lado, a atitude das parteiras em relação à dor do parto foi percepcionada como carinhosa quando mantiveram a promessa de disponibilidade durante os momentos de necessidade e demonstraram qualidades carinhosas, tais como serem pacientes, gentis, respeitosas, compreensivas e receptivas às necessidades das mulheres. As mulheres desejavam que as parteiras continuassem a demonstrar estas qualidades de cuidado durante todo o trabalho de parto e não apenas durante a primeira fase. A atitude carinhosa das parteiras acalmou os espíritos das mulheres e ajudou-as a lidar com as dores do parto, pelo que se sentiram satisfeitas com os cuidados prestados pelas parteiras.

Implicações das conclusões

Existem diferentes implicações desta investigação. Esta investigação introduziu algumas implicações de gestão, políticas, laborais e educativas. Todas estas implicações da investigação mostram que esta afecta várias áreas ou dimensões da prática. Em última análise, isto mostra que a investigação tem um impacto significativo em vários domínios, o que atesta a sua importância. As várias implicações nestas dimensões são discutidas de seguida.

Implicações para a gestão

Não é nosso objetivo avaliar criticamente os modelos teóricos sobre as atitudes face à dor. No entanto, a principal força da presente investigação é o facto de abordar a questão das atitudes das parteiras em relação à dor a partir de todas as direcções (base de conhecimentos, ética, profissional, clínica, social e cultural) e de duas perspectivas. Assim, temos agora de reconhecer que os nossos resultados desafiam os modelos de Leap e Anderson sobre o trabalho com a dor do parto. Desafiam o modelo no sentido em que o trabalho com a dor e o alívio da dor é mais do que a simples utilização de intervenções farmacológicas e não farmacológicas. A perceção e as expectativas das parturientes, bem como as atitudes das parteiras em relação à dor, desempenham um papel importante, tal como foi discutido inicialmente. Os resultados sugerem a necessidade de considerar a "atitude otimista" das parteiras em relação à dor. Os resultados obtidos por esta investigação lançaram as bases para este novo conceito, mas é necessária mais investigação sobre o mesmo.

O cumprimento dos objectivos institucionais é uma preocupação tanto para os empregadores como para as parteiras, mas igualmente importante é a adoção de uma "atitude otimista". A "atitude otimista" constitui a base para trabalhar com a dor das mulheres durante o trabalho de parto. Esta atitude inclui: a capacidade das parteiras para se orientarem interiormente; reflectirem uma atitude de "poder fazer"; manterem padrões desafiantes para si próprias; persistirem com consciência e um estado constante de prontidão para trabalharem com a dor das mulheres apesar dos obstáculos. A adoção desta atitude pode permitir que tanto os empregadores como as parteiras trabalhem com parturientes de grupos culturais diversos, satisfazendo os clientes e/ou reduzindo o custo do excesso de qualidade. Isto demonstra a necessidade de uma mudança de prática com base nos resultados. As parteiras devem ser consistentes na atitude de cuidar e cumprir as suas promessas quando se trata de lidar com parturientes durante todo o processo de trabalho de parto. No entanto, isto só é possível quando o rácio de parteiras para parturientes é de 1:1. Isto sugere que o número de parteiras deve ser aumentado se se quiser manter uma "atitude otimista" em relação à dor. Isto porque as frustrações decorrentes da sobrecarga de trabalho das parteiras constituem um desafio a este novo conceito. O conceito de "atitude otimista" tem como base o facto de as parteiras terem de trabalhar com um aspeto assistencial. Isto contribuirá muito para satisfazer as expectativas das parturientes, aliviando assim a dor durante o processo. Como professora de obstetrícia, considero que esta é a atitude mais difícil de aprender e adotar. Na minha opinião, esta atitude é melhor aprendida pelas parteiras e pelos estudantes de parteiras através da formação e da criação de acções-respostas a essa atitude.

Implicações políticas

As necessidades das mulheres com dores de parto são mais relacionais - como é evidente nos nossos resultados - do que terapêuticas. Este facto sugere implicações para reconsiderar as políticas de gestão da dor nos hospitais, de modo a tornarem-se políticas relacionais em vez de políticas baseadas em métodos/modelos. Uma política relacional significa que as parteiras devem aceitar e compreender os clientes; ter estabilidade e força ao ouvir as dores, os stressores e os conflitos dos clientes e adotar um espírito de responsabilidade para com as dores dos clientes. A necessidade de uma mudança de política justifica-se com base nas nossas conclusões, tanto na perspetiva das parteiras como na das mulheres, sobre as atitudes em relação à dor. Os hospitais podem mudar o enfoque para políticas de gestão da dor que melhorem as atitudes das parteiras, em vez de culparem/criticarem as parteiras por qualquer potencial falha na gestão da dor, negligenciando ou violando os direitos das mulheres aos serviços de dor. Há certamente espaço para negligenciar a dor das mulheres num contexto de prática institucional, quando a dor do parto é tratada como uma emergência patológica.

A mudança nas políticas hospitalares exige a utilização da inteligência emocional na profissão de parteira. Trata-se de uma mudança complexa que envolve a perceção das parteiras sobre a sua atitude em relação à dor, a compreensão das expectativas e percepções das mulheres e a utilização das expectativas e percepções para gerir a dor das mulheres em diferentes situações. O objetivo é a prestação de cuidados eficazes às parturientes, a melhoria da satisfação das mulheres e a redução dos custos dos cuidados em detrimento da qualidade.

Implicações para o trabalho

Antes de se passar à mudança de política, é necessário concentrarmo-nos no ambiente de trabalho e na eficiência (e não nas horas) como factores de motivação para as parteiras. O ambiente hospitalar em que as parteiras trabalham tem um efeito tremendo na sua atitude e no seu trabalho. Os gestores hospitalares têm de manter as instalações e o equipamento actualizados. Até mesmo uma sala de parto agradável, bem projectada e/ou equipada, pode fazer uma enorme diferença na psique e na atitude das parteiras em relação aos clientes. Para além disso, é importante ajudar as parteiras a acreditarem que o seu trabalho é valioso. Os gestores das parteiras precisam de enfatizar que as parteiras contribuem positivamente para a prática, o que resulta em resultados positivos e na saúde das parturientes. A partilha de histórias de sucesso das parteiras no tratamento da dor das mulheres mostra às parteiras como o seu trabalho fez a diferença nas experiências de dor das mulheres, faz com que o processo geral de nascimento seja bem sucedido, resultando numa maior eficiência e satisfação. As parteiras devem também receber regularmente feedback atempado sobre o seu desempenho e devem sentir que são adequadamente desafiadas na sua prática, embora não em excesso. Desta forma, as parteiras reconhecerão que as suas capacidades de liderança são para usar, mas não para abusar.

Implicações educativas

É fundamental apoiar as parteiras hospitalares, permitindo-lhes prosseguir uma formação avançada em matéria de atitudes face à dor. A formação avançada promoverá o sentimento das parteiras de serem valiosas para a prática e de se sentirem realizadas profissionalmente. A progressão na educação pode ser a melhor recompensa que reflecte o nível de realização das parteiras. Talvez a nossa maior esperança seja alargar a visão das parteiras sobre a gestão/tratamento da dor do parto para além de uma questão de métodos/modelos e para uma visão da gestão da dor como uma necessidade relacional.

Reflexões metodológicas

Para esta investigação, verificou-se uma elevada taxa de resposta aos inquéritos, o que ajuda a reduzir o enviesamento que pode estar associado a taxas de inquérito mais baixas. Uma taxa tão elevada é útil para garantir que os resultados sejam fiáveis para os leitores. Além disso, outros estudos realizados na Jordânia também registam taxas de resposta elevadas. Os resultados também são generalizáveis, de acordo com Creswell (2011), e isto está relacionado com a capacidade de extrair amostras quantitativas e qualitativas de uma população de amostra, de modo a ajudar a interpretação de dados quantitativos e qualitativos combinados. Neste caso, é importante utilizar uma amostra aleatória de grande dimensão na fase quantitativa e uma amostra pequena na fase qualitativa para uma compreensão aprofundada do problema em estudo. As mesmas perguntas de investigação são utilizadas nos dados quantitativos e qualitativos para encontrar interpretações qualitativas ou temas que correspondam aos resultados estatísticos. Ambos os conjuntos de dados quantitativos e qualitativos foram apresentados com igual ênfase na dissertação e o projeto de investigação global foi avaliado e negociado com uma equipa de investigadores e revisores externos.

As limitações desta investigação incluem o emprego de competências de investigação de métodos mistos e a familiaridade com métodos qualitativos e quantitativos. No entanto, esta limitação foi ultrapassada pelo facto de o investigador ter uma compreensão e um conhecimento básicos das técnicas de análise e recolha de dados qualitativos e quantitativos. Equipado com literatura sobre métodos mistos e com um curso avançado relacionado com este tema, o investigador possuía competências de base sólidas na utilização de métodos de investigação qualitativos e quantitativos. Para além disso, a ajuda dos supervisores e co-supervisores, que eram bem versados em ambos os métodos, ajudou a proporcionar uma compreensão mais profunda da condução e do desenvolvimento da investigação de métodos mistos.

A outra limitação é o facto de a investigação ter exigido um grande esforço, tempo e dinheiro por parte dos revisores e dos investigadores. Além disso, a coordenação do conteúdo metodológico e da investigação, bem como a comunicação com diversos revisores e investigadores (colegas e supervisores) de diferentes especialidades, constituiu um dos maiores desafios para o investigador. Esta limitação foi ultrapassada pelo facto de a investigadora já estar dotada de uma atitude perspicaz, bem como de capacidades de liderança que ajudaram a manter a colaboração com os revisores e supervisores.

Reflexão sobre o processo de investigação

Embora o pragmatismo tenha sido descrito como uma visão filosófica única do mundo (Morgan 2014), o paradigma também tem sido objeto de críticas e debates (Moore 1905). Para colocar as críticas no contexto desta investigação, é útil referir os principais aspectos filosóficos do pragmatismo (Morgan 2014; Creswell & Clark 2011). O pragmatismo informou esta pesquisa ao empregar "o que funciona" usando diferentes abordagens de diferentes perspectivas (a perspetiva das parteiras; a perspetiva das mulheres). Também nos deu uma visão para explorar a atitude das parteiras, para estabelecer uma posição no que diz respeito aos caminhos que devem ser tomados para a exploração e as implicações adequadas. Os pragmatistas tendem a ver a natureza da realidade como singular e múltipla (Morgan 2014; Creswell & Clark 2011). Como realidade singular, pode haver uma teoria que seja útil para explicar os resultados da investigação e uma tendência para testar hipóteses. Como realidade múltipla, pode haver uma tendência para avaliar os fenómenos a partir de múltiplas perspectivas. Por conseguinte, a atitude das parteiras em relação à dor foi explorada através de abordagens quantitativas e qualitativas e de duas perspectivas. Os resultados qualitativos são interpretados com base na abordagem hermenêutica do mundo da vida, com referência a Dahlberg, Dahlberg e Nystrom (2008). O modelo de Hunter sobre as inter-relações entre o contexto da prática, a ideologia ocupacional e o trabalho emocional (2004); os encontros de cuidar e não cuidar na teoria da enfermagem e dos cuidados de saúde (Halldorsdottir, 1996) contribuíram para uma compreensão completa da atitude das parteiras. Tanto o modelo de Hunter como a teoria de Halldorsdottir foram utilizados após a análise dos dados, de acordo com Dahlberg, Dahlberg e Nystrom (2008). Após analisar os resultados qualitativos e chegar a uma interpretação principal, foi necessário aprofundar a interpretação para compreender melhor a atitude das parteiras em relação à dor numa perspetiva teórica. Isto ajudou-nos a elucidar as interpretações apresentadas nos resultados qualitativos e a apresentar uma interpretação geral mais completa da atitude das parteiras que pode ser transferida para outros contextos, dado que utilizei estilos de escrita (retórica) formais e informais neste projeto de investigação - o que é permitido quando o pragmatismo é a filosofia subjacente aos métodos mistos (Creswell & Clark 2011; Lincoln & Guba 2000). Assim, a natureza da realidade nesta investigação não é apenas uma "visão pragmatista" singular e múltipla, mas também com recurso à interpretação da investigação reflexiva do mundo da vida, por outras palavras, posso chamar-lhe - pragmatista interpretativa.

A um nível fundamental, tem-se colocado a questão da adequação da exploração das atitudes das parteiras utilizando uma conceção convergente de métodos mistos baseada no pragmatismo como paradigma subjacente (Tashakkori & Teddlie 2003). A questão baseia-se na dependência de técnicas quantitativas, os inquéritos, para medir a atitude desta forma, embora sejam utilizadas abordagens qualitativas. É necessário destacar - de acordo com Creswell & Clark 2011 - que na nossa pesquisa houve uma dependência igual de ambas as técnicas quantitativas (inquéritos) e qualitativas (grupo focal e entrevistas individualizadas) para explorar as atitudes das parteiras em relação à dor. A aplicação dos inquéritos de investigação a uma população que é diferente da população original é outra preocupação. Esta questão é abordada na nossa investigação através de: 1) testando externamente (participantes de outro hospital, não incluídos na investigação) e internamente os inquéritos (participantes do hospital alvo, incluídos na investigação); 2) utilizando as técnicas qualitativas para interpretar a atitude das parteiras (explorando mundos de experiências das parteiras e das mulheres) como formas de medir a realidade.

No que diz respeito à utilização dos resultados qualitativos, há uma questão crítica sobre a consideração das emoções como sentimentos que estão separados dos factos ou da informação - meramente subjectivos (Charles, Bybee & Thompson 2011; Pham 2007). Mas não vejo motivos para considerar esta questão nesta investigação devido a três razões. Em primeiro lugar, os informantes relataram as suas experiências imediatas em relação à atitude perante a dor que surge no contexto medicalizado do parto e que pertence ao mundo da experiência vivida. Em segundo lugar, os informantes não relatam apenas sentimentos que são experiências afectivas, mas também sentimentos tal como são vividos e percebidos em relação à situação afectiva. Em terceiro lugar, as emoções relatadas nesta investigação já não são emoções, mas pensamentos que são coisas reais e concretas no mundo da experiência (resposta afectiva integral) (Pettinelli 2012).

O último ponto questionável é que, quando o pragmatismo é a filosofia subjacente à investigação de métodos mistos, não há garantia de aplicação e de obtenção de resultados absolutos finais (Moore 1905). No entanto, este projeto de investigação baseou-se em Creswell & Clark (2011), que sugeriram a garantia de relevância através do apelo dos resultados ao objetivo final. Moore argumentou que se o objetivo for alcançado, então é final e absoluto (Moore 1905). Em resposta a Moore, aqui o objetivo é alcançado para o contexto de investigação, pelo que é para esse contexto que é final, completo e relevante Creswell & Clark (2011). Mas, afinal, o que torna este objetivo completo noutros contextos deve ser um ponto de partida para encontrar respostas para outros contextos. Então, chegar ao que é a finalidade absoluta do objetivo e a geração da teoria da atitude perante a dor é especial para as ciências da saúde.

Orientação para a investigação futura

Esta investigação proporcionou uma perspetiva abrangente da atitude das parteiras em relação à dor do parto. O facto de se tratar de um estudante de doutoramento com tempo, recursos e financiamento limitados deixa em aberto a possibilidade de explorar a atitude das parteiras noutros contextos, bem como a futura investigação baseada na ação-resposta em diferentes contextos. Espera-se que os resultados da investigação sejam valiosos para as instituições, as parteiras, os prestadores de cuidados de saúde, as mulheres e a sociedade.

Resumo

Esta investigação analisou a atitude das parteiras em relação à dor a partir das perspectivas das parteiras e das mulheres. A atitude das parteiras em relação à dor pode ser explorada através do conhecimento, da atitude, das expectativas e das percepções. A investigação conclui que as parteiras têm um elevado nível de conhecimentos, uma atitude neutra em relação à dor e adoptam sobretudo a ideologia "com a instituição". Para as mulheres, a atitude das parteiras em relação à dor é descrita como predominantemente indiferente; a sua perceção é inferior às suas expectativas em relação à atitude das parteiras em relação à dor devido a diferentes factores, tal como descrito na discussão acima. Além disso, a investigação tem implicações para a gestão, a política, o trabalho e a educação. Isto atesta a importância ou o valor da investigação, uma vez que todas estas dimensões das implicações significam que podem afetar diferentes áreas da prática. É importante ter em conta todas estas implicações para garantir que os resultados da investigação são implementados de forma eficaz, a fim de melhorar a prática e a política.

APÊNDICES

Anexo 1. Referências utilizadas para a construção dos itens do inquérito

A) Para o Apêndice 2 (Questionário de inquérito às parteiras)

Para o conhecimento

Itens 1, 2, 4, 8 e 12 (Leap & Anderson 2004)

Itens 3 e 13 (Walsh 2007; Leap & Anderson 2004)

Ponto 7 (Walsh 2007)

Pontos 5, 6, 9, 10, 11 e 14 (Kennedy 2000)

Para a Atitude

Itens 2, 3, e10 (Leap & Anderson 2004)

Item 8 (Walsh 2007; Leap & Anderson 2004)

Ponto 9 (Kennedy 2000)

Itens 1, 4, 5 e 6 (Walsh 2007)

Itens 7 e 11 (Leap & Anderson 2004; Kennedy 2000)

B) Para o Apêndice 3 (Questionário de inquérito às mulheres)

Para as expectativas

Os traços de carácter que as parteiras devem possuir fortemente (Kennedy 2000)

Itens 3, 4 e 7 (Kennedy 2000)

Itens 1, 2, 5 e 6 (Kennedy 2000; Leap & Anderson 2004; Walsh)

Itens 8, 9 e 10 (Leap & Anderson 2004)

Para Percepções

Itens 1 e 2 (Kennedy 2000; Walsh 2007)

Itens 3, 4 e 5 (Kennedy 2000)

Apêndice 2. Questionário de inquérito para parteiras versão inglesa

Questionário de inquérito

(Para parteiras)

Agradecemos a sua participação neste inquérito. Por favor, responda a todas as perguntas de forma honesta e completa. Asseguramos-lhe que a sua identidade e as informações que nos fornecer serão mantidas confidenciais. As suas respostas honestas ajudar-nos-ão muito a atingir os objectivos desta investigação.

Instruções: por favor, classifique o seu grau de concordância ou discordância em relação às afirmações abaixo. Todas as perguntas dizem respeito ao conhecimento e à atitude em relação à dor no parto normal.

Parte 1 (conhecimentos e atitudes)

A. Conhecimento

	Strongly Agree	Agree	Neutral	Disagree	Strongly Disagree	NA
1. To work with pain during normal delivery, i give *full support* to women to help them cope with pain.						
2. To work						

with pain during normal delivery, i give *full encouragement* to women to help them cope with the pain.						
3. Pain plays an important role in the physiology of normal birth.						
4. I work as a partner of women in labour pain.						
5. I am *vigilant* to the needs of women in pain.						
6. I am *attentive* to the needs of women in pain.						
7. I can recognize complications related to coping with pain by the way women express						

their pain.						
8. I stay with the woman in pain as she desires.						
9. I strictly abide with hospital routine care for women in pain.						
10. I provide accurate information based on the woman's needs.						
11.I render thorough education according to the woman's needs.						
12.I motivate women that normal birth can be medication-free.						
13.I let women understand that pain is part of the process in normal birth.						

11. I do my best to help address women's needs during labour.						

B. Atitude

	Strongly Agree	Agree	Neutral	Disagree	Strongly Disagree	NA
1. Labour pain is normal so women can be left alone to manage the pain.						
2.The focus of care for women in labour pain is to reduce the pain; so, women must be given pain reliever during intense labour pain even if they do not ask for it.						
3.Midwives must provide the essential care and support to give comfort to women in labour pain even if it goes beyond routine practice.						

4.Encouraging words-of-advice *will reduce women's anxiety*.						
5.Encouraging words-of-advice *will boost women's ability to manage labour pain.*						
6.It is good practice for midwives to befriend their clients.						
7.No woman should suffer the pain of labour; hence, they should be offered pain relief.						
8.Women should realize that pain plays an important role in the physiology of normal birth.						
9.I believe that routine care for women in labour pain must be strictly followed.						

10.Shouting and yelling by women in pain cannot be disturbing to other clients						
11.When a woman in pain desires an assistance of pain relief that is not part of my routine, i don't provide it.						

Parte 2: perfil demográfico

(Estas informações serão tratadas de forma estritamente confidencial.)

Idade

○ Abaixo de 30

○ 31-40

○ 41 - 50

○ 51 - 60

○ acima de 60

Qual é o seu diploma de parteira mais elevado?

○ Certificado hospitalar

○ Outro

○ grau de mestre

○ Certificado de pós-graduação

○ Diploma de pós-graduação

Desde a sua primeira qualificação, há quantos anos trabalha como parteira?

○ < 10 ○ 10- 19 ○ $\geq$ 20

Muito obrigado

Apêndice 3. Questionário do inquérito às mulheres versão inglesa

Questionário de inquérito

(Para mulheres)

Agradecemos a sua participação neste inquérito. Por favor, responda a todas as perguntas de forma honesta e completa. Asseguramos-lhe que a sua identidade e as informações que nos fornecer serão mantidas confidenciais. As suas respostas honestas ajudar-nos-ão muito a atingir os objectivos desta investigação.

Expectativas

A. Instruções: dos seguintes traços de carácter, assinale os 7 principais que as parteiras devem possuir fortemente

1. Sentido de humor ____
2. Tranquilizador e calmante _
3. Acessível ____
4. Doente ____
5. Inteligente ____
6. Compassivo ____
7. Nutrir ____
8. Suave ____
9. Generoso e carinhoso ______
10. Não julgar ____
11. Flexível ____
12. Calmo ____
13. Bem arrumado e bem cuidado
14. Humilde ____
15. Confiável ____
16. Compreensão ____

B. Instruções: Por favor, classifique o seu grau de concordância ou discordância em relação às seguintes afirmações

Midwives should...	Strongly Agree	Agree	Neutral	Disagree	Strongly Disagree	NA
1.Utilize a wide range of resources to assist the woman						
2.Provide a thorough and ongoing assessment						
3.Follow-up on care						
4.Timely in clinical actions						
5.Provide continuity of care						
6.Provide adequate time to meet our needs						
7.Listen carefully and respond appropriately to our needs						
8.Provide encouragement that we can cope with pain						
9.Maintain a supportive presence in labour						
10.Assist women in pain to gain confidence						

C. Perceção dos cuidados prestados pelas parteiras

	Strongly Agree	Agree	Neutral	Disagree	Strongly Disagree	NA

1.I am completely satisfied with the service given to me by my midwife.						
2.I owe it to my midwife that i got through with my labour pain.						
3.My midwife was very patient and caring.						
4.My needs were perfectly addressed by my midwife.						
5.I liked the way my midwife treated me; i hope that in my next delivery (if ever) she will still be the one to attend to me.						

Outros comentários

1. Em direção à sua parteira

2. Relativamente à qualidade dos cuidados que recebeu

Muito obrigado

Apêndice 4: Questionário do inquérito às mulheres Versão árabe

الاستبيان

(للنساء)

نقدر لك مشاركتك في هذا الاستطلاع. ويرجى الإجابة على جميع الأسئلة بالكامل وبمصداقية تامة، ونؤكد لك أن هويتك والمعلومات التي ستقدمينها ستبقى سرية. إجاباتك الصادقة ستلعب دورا هاما في تحقيق أهداف هذه الدراسة.

التوقعات

أ. التعليمات: من بين الصفات الشخصية التالية، ضعي إشارة صح على أكثر سبع صفات ينبغي للقابلات التمتع بها:

١. حس الفكاهة ______
٢. القدرة على الطمأنة والتهدئة ______
٣. سهلة المعشر ______
٤. صبورة ______
٥. تتحلى بالذكاء ______
٦. عطوفة ______
٧. تحرص على الرعاية ______
٨. لطيفة ______
٩. كريمة ومحبة ______
١٠. غير متسرعة في إصدار الأحكام ______
١١. مرنة ______
١٢. هادئة ______
١٣. نظيفة ومهندمة ______
١٤. متواضعة ______
١٥. جديرة بالثقة ______
١٦. متفهمة ______

ب. التعليمات: يرجى تقدير مدى موافقتك أو معارضتك على البيانات التالية:

يتعين على القابلات......	أوافق وبشدة	أوافق	محايدة	أعارض	أعارض وبشدة	لا يوجد
١. استخدام عدة مصادر لمساعدة المرأة						
٢. توفير تقييم مفصل بشكل متواصل						
٣. متابعة الرعاية						
٤. أداء الاجراءات الطبية في أوقاتها الصحيحة						
٥. توفير الرعاية المتواصلة						
٦. توفير الوقت الكافي لتلبية احتياجاتنا						
٧. الاستماع بعناية والاستجابة بشكل يناسب احتياجاتنا						
٨. رفع المعنويات من خلال إقناعنا بأننا قادرات على تجاوز الألم						
٩. مواصلة تقديم الدعم أثناء مرحلة المخاض						
١٠. مساعدة النساء على تجاوز آلام المخاض لاستعادة الثقة						

2

رأيك بالرعاية التي تقدمها القابلات

	أوافق بشدة	أوافق	محايدة	أعارض	أعارض بشدة	لا يوجد
١. أشعر بالرضى التام من الخدمة التي تلقيتها من القابلة						
٢. أدين لقابلتي بكوني اجتزت الآلام مرحلة المخاض						
٣. قابلتي كانت في غاية الصبر والود.						
٤. قابلتي قامت بتلبية جميع احتياجاتي على نحو تام						
٥. أحببت الطريقة التي عاملتني فيها قابلتي وأتمنى أن تكون هي حاضرة في عملية الولادة التالية (إذا ما حصل ذلك مستقبلا)						

تعليقات أخرى

١. تجاه قابلتي ____________________

____

٢. تجاه مستوى الرعاية التي تصلك ____________________

____

شكراً جزيلاً لكم

3

Apêndice 5: Perguntas-guia para o grupo de discussão Versão inglesa

Perguntas de orientação para o grupo de discussão

1. Como descreveria a forma como a sua parteira lhe prestou cuidados e está satisfeita com os cuidados que lhe foram prestados?

2. Considera que os seus cuidados de obstetrícia foram os melhores que poderiam ter sido? Em caso negativo, o que é que teria gostado que não estivesse presente nos seus cuidados?

3. Tem expectativas que não foram satisfeitas pela sua parteira? Em caso afirmativo, quais eram?

******

Referências utilizadas para os questionários:

Kennedy, H. P (2000) A Model Of Exemplary Midwifery Practice: Resultados de um estudo Delphi. *Journal Of Midwifery And Women's Health,* 45(1): Pp. 4-19.

Leap, N. & Anderson, T. (2004) O papel da dor no parto normal e o empoderamento das mulheres. In: Downe, S. (2004) Editor. *Normal Childbirth: Evidence And Debate*. Edinburgh: Churchill Livingstone, Pp.25-39.

Walsh, D. (2007) (Editor). Pain And Labour (Capítulo:4) In*: Evidence-Based Care For Normal Labour And Birth: A Guide For Midwives* (1st Edition).
Routledge: Nova Iorque, p. 45-65.

Apêndice 6. Perguntas-guia para o grupo de discussão Versão árabe

أسئلة توجيهية لمجموعة التركيز

١. صفي طريقة الرعاية التي قدمتها لك قابلتك، وهل أنت راضية عن مستوى الرعاية التي تلقيتها؟

٢. هل تعتبرين أن مستوى الرعاية التي تلقيتها من قابلتك كانت أفضل ما يمكن أن تكون؟ إن لم تكن كذلك، ما هو الأمر الذي رغبت بأن يكون متوفرا أثناء رعايتك ولم يكن كذلك؟

٣. هل لديك بعض التوقعات التي لم تحققها لك قابلتك؟ إذا صح ذلك، ما هي تلك التوقعات؟

Apêndice 7. Pontuação das afirmações de Likert para os Apêndices 2 e 6

Para o Apêndice 2 (Questionário de inquérito para parteiras)

Para o conhecimento

Itens 1 a 8; e 10 a 14	Número 9
Concordo totalmente - 5	Concordo plenamente - 1
Concordo - 4	Concordar- 2
Neutro - 3	Neutro- 3
Discordar - 2	Discordar - 4
Discordo totalmente - 1	Discordo totalmente - 5
Sem resposta -0	Sem resposta - 0

Para a Atitude

Itens 3, 4, 5, 6, 8, 10	Pontos 1, 2, 7, 9, 11
Concordo totalmente - 5	Concordo totalmente - 1
Concordo - 4	Concordo - 2
Neutro - 3	Neutro - 3
Discordar - 2	Discordar - 4
Discordo totalmente - 1	Discordo totalmente -5
Sem resposta -0	Sem resposta - 0p

Para o Apêndice 3 (Questionário de inquérito às mulheres)

Para as expectativas (B)

Itens 1 a 10

Concordo totalmente - 5

Concordo - 4

Neutro - 3

Discordar - 2

Discordo totalmente - 1

Sem resposta - 0

Perceção dos cuidados prestados pelas parteiras

Itens 1 a 5

Concordo totalmente - 5

Concordo - 4

Neutro - 3

Discordar - 2

Discordo totalmente - 1

Sem resposta - 0

Apêndice 8. Questionário de análise estatística para parteiras - teste-piloto

Análise de fiabilidade - escala

Item means	mean	minimum	maximum	range	max/min	variance
	3.74	3.38	4.10	0.69	1.20	0.05

Item variances variance	mean	minimum	maximum	range	max/min	
	0 .78	0.39	1.34	0.95	3.46	0 .09

Inter-item Covariances	mean	minimum	maximum	range	max/min	variance
	0 .33	-0.07	0.83	0 .91	-11.67	0 .03

Inter-item Correlations	mean	minimum	maximum	range	max/min	variance
	0.43	-0.08	0.86	0.93	-11.30	0 .03

Item-total statistics

Scale Mean If item	Scale variance if item	Corrected item-total	Squared multiple	Alpha if item

	Deleted	deleted	correlation	correlation	deleted
*A1	48.34	60.66	0.59	0.79	0 .91
A2	48.59	59.47	0.72	0.84	0 .89
A3	48.28	62.78	0 .64	0 .59	0 .91
A4	48.83	62.43	0.56	0 .74	0.91
A5	48.55	58.83	0 .65	0.70	0 .91
A6	48.66	56.02	0 .83	0 .77	0.90
A7	48.72	61.92	0.52	0.45	0.91
A8	48.97	64.89	0.52	0 .71	0 .91
A9	48.93	64.21	0.53	0 .78	0 .91
A10	48.52	62.12	0.70	0.78	0 .90
A11	48.41	62.54	0.67	0.62	0.90
A12	48.76	63.33	0.39	0.84	0.91
A13	48.49	56.48	0 .73	0.83	0 .90
A14	48.45	60.61	0 .72	0.90	0.90

N of cases = 29. Reliability coefficients 14 items. Alpha = 0.91, Standardized item alpha = 0.91

*A representa itens de conhecimento.

Análise de fiabilidade - escala

Item means	mean	minimum	maximum	range	max/min	variance
	3.65	2.93	4.21	1.28	1.44	0 .20
Item variances variance	mean	minimum	maximum	range	max/min	
	1.16	0 .71	1.71	1.00	2.42	0.11
Inter-item Covariances	mean	minimum	maximum	range	max/min	variance
	0 .48	0.04	1.02	0.99	25.27	0 .05
Inter-item Correlations	mean	minimum	maximum	range	max/min	variance
	0 .44	0.04	0.91	0.87	24.65	0 .05

Item-total statistics

Scale Mean If item Deleted	Scale variance if item deleted	Corrected item-total correlation	Squared multiple correlation	Alpha if item deleted

*B1	37.14	55.77	0 .46	0.55	0.89
B2	36.69	56.00	0 .57	0.56	0.88
B3	36.38	55.31	0.79	0 .83	0 .87
B4	35.93	53.35	0.80	0.94	0 .87
B5	36.24	52.76	0.76	0.82	0 .87
B6	36.31	57.72	0.47	0.63	0.89
B7	36.83	57.07	0.47	0.62	0.89
B8	36.03	57.96	0.57	0.65	0.88
B9	36.41	51.83	0.72	0.80	0.87
B10	35.89	53.38	0.81	0.94	0.87
B11	37.17	55.79	0.44	0.65	0.89

N of cases = 29. Reliability coefficients 11 items: Alpha = 0 .89; standardized item alpha = 0 .89

*B representa itens de atitude .

Correlações

Correlations for analysis 1		AR
*A	Pearson correlation	0.94
	Sig. (2-tailed)	0.00

	N	29

**. Correlation is significant at the 0.01 level (2-tailed).

Correlations for analysis 2		BR
*B	Pearson correlation	0.87
	Sig. (2-tailed)	0.00
	N	29

**. Correlation is significant at the 0.01 level (2-tailed).

Correlations for analysis 1		A
A1	Pearson correlation	0.66
	Sig. (2-tailed)	0.00
	N	29
A2	Pearson correlation	0.77
	Sig. (2-tailed)	0.00

	N	29
A3	Pearson correlation	0.69
	Sig. (2-tailed)	0.00
	N	29
A4	Pearson correlation	0.63
	Sig. (2-tailed)	0.00
	N	29
A5	Pearson correlation	0.72
	Sig. (2-tailed)	0.00
	N	29
A6	Pearson correlation	0.87
	Sig. (2-tailed)	0.00
	N	29
A7	Pearson correlation	0.60
	Sig. (2-tailed)	0.001
	N	29
A8	Pearson correlation	0.60
	Sig. (2-tailed)	0.001
	N	29
A9	Pearson correlation	0.59

	Sig. (2-tailed)	0.001
	N	29
A10	Pearson correlation	0.74
	Sig. (2-tailed)	0.00
	N	29
A11	Pearson correlation	0.71
	Sig. (2-tailed)	0.00
	N	29
A12	Pearson correlation	0.49
	Sig. (2-tailed)	0.007
	N	29
A13	Pearson correlation	0.79
	Sig. (2-tailed)	0.00
	N	29
A14	Pearson correlation	0.77
	Sig. (2-tailed)	0.00
	N	29

**. Correlation is significant at the 0.01 level (2-tailed).

Correlations for analysis 2	B

B1	Pearson correlation	0.58
	Sig. (2-tailed)	0.001
	N	29
B2	Pearson correlation	0.65
	Sig. (2-tailed)	0.000
	N	29
B3	Pearson correlation	0.84
	Sig. (2-tailed)	0.000
	N	29
B4	Pearson correlation	0.84
	Sig. (2-tailed)	0.000
	N	29
B5	Pearson correlation	0.81
	Sig. (2-tailed)	0.000
	N	29
B6	Pearson correlation	0.57
	Sig. (2-tailed)	0.001
	N	29
B7	Pearson correlation	0.57

	Sig. (2-tailed)	0.001
	N	29
B8	Pearson correlation	0.64
	Sig. (2-tailed)	0.000
	N	29
B9	Pearson correlation	0.79
	Sig. (2-tailed)	0.000
	N	29
B10	Pearson correlation	0.86
	Sig. (2-tailed)	0.000
	N	29
B11	Pearson correlation	0.56
	Sig. (2-tailed)	0.002
	N	29

**. Correlation is significant at the 0.01 level (2-tailed).

Anexo 9. Análise estatística Questionário de inquérito para mulheres - Teste piloto das expectativas das mulheres

Traços de carácter das parteiras

Items	(0) unchecked trait		(1) checked trait	
	Count	%	Count	%
*A1	21	72.4	8	27.6
A2	10	34.5	19	65.5
A3	23	79.3	6	20.7
A4	7	24.1	22	75.9
A5	23	79.3	6	20.7
A6	16	55.2	13	44.8
A7	11	37.9	18	62.1
A8	20	69.0	9	31.0
A9	28	96.6	1	3.4
A10	11	37.9	18	62.1
A11	20	69.0	9	31.0

A12	17	58.6	12	41.4
A13	21	72.4	8	27.6
A14	12	41.4	17	58.6
A15	16	55.2	13	44.8
A16	5	17.2	24	82.8

*A representa os traços de carácter .

Fiabilidade

Análise de fiabilidade - escala

Item means	mean	minimum	maximum	range	max/min	variance
	4.24	3.97	4.41	0.45	1.11	0 .024
Item variances	mean	minimum	maximum	range	max/min	variance
	0 .91	0.61	1.19	0.58	1.96	0.06
Inter-item Covariances	mean	minimum	maximum	range	max/min	variance
	0.58	0.26	0 .97	0.71	3.73	0.03
Inter-item Correlations	mean	minimum	maximum	range	max/min	variance
	0 .65	0 .36	0.87	0.51	2.42	0.01

Item-total statistics

	Scale Mean If item Deleted	Scale variance if item deleted	Corrected item-total correlation	Squared multiple correlation	Alpha if item deleted
*B1	38.24	48.33	0.83	0.85	0.94
B2	38.41	54.82	0.54	0.43	0.95
B3	38.07	50.57	0 .78	0.74	0.94
B4	37.97	51.75	0 .78	0.85	0 .94
B5	38.14	49.05	0 .75	0.75	0.95
B6	38.07	51.99	0.78	0 .85	0.94
B7	38.38	49.17	0.79	0.85	0 .94
B8	38.10	48.17	0.84	0 .85	0 .94
B9	38.03	47.68	0.90	0.94	0 .94
B10	38.00	50.93	0 .86	0.93	0 .94

N of cases = 29. Reliability coefficients 10 items.

Alpha = 0 .95 standardized item alpha = 0.95

*B representa itens de expectativas.

Análise de fiabilidade - escala

Item means	mean	minimum	maximum	range	max/min	variance
	3.44	3.28	3.55	0.28	1.08	0.01

Item variances	mean	minimum	maximum	range	max/min	variance
	1.57	1.33	1.82	0.50	1.37	0.04

Inter-item Covariances	mean	minimum	maximum	range	max/min	variance
	1.22	1.04	1.38	0.34	1.33	0 .01

Inter-item Correlations	mean	minimum	maximum	range	max/min	variance
	0 .78	0.70	0.84	0 .15	1.21	0 .003

Item-total statistics

Scale Mean If item Deleted	Scale variance if item deleted	Corrected item-total correlation	Squared multiple correlation	Alpha if item deleted

*C1	13.66	21.73	0.85	0.74	0.93
C2	13.79	20.10	0 .85	0 .73	0 .93
C3	13.79	20.96	0.91	0.84	0 .92
C4	13.93	20.57	0.86	0 .77	0.93
C5	13.66	21.02	0.80	0 .70	0.94

N of cases = 29

C* representa os itens de perceção. Coeficientes de fiabilidade 5 itens.

Alfa = 0,94 Alfa do item padronizado = 0,95

Correlações

Correlations for analysis 1		B
B1	Pearson correlation	0.87
	Sig. (2-tailed)	0.00
	N	29
B2	Pearson correlation	0.61
	Sig. (2-tailed)	0.00
	N	29
B3	Pearson	0.82

	correlation	
	Sig. (2-tailed)	0.00
	N	29
B4	Pearson correlation	0.82
	Sig. (2-tailed)	0.00
	N	29
B5	Pearson correlation	0.80
	Sig. (2-tailed)	0.00
	N	29
B6	Pearson correlation	0.82
	Sig. (2-tailed)	0.00
	N	29
B7	Pearson correlation	0.84
	Sig. (2-tailed)	0.00
	N	29
B8	Pearson correlation	0.88
	Sig. (2-tailed)	0.00

	N	29
B9	Pearson correlation	0.92
	Sig. (2-tailed)	0.00
	N	29
B10	Pearson correlation	0.89
	Sig. (2-tailed)	0.00
	N	29

**. A correlação é significativa ao nível de 0,01 (bicaudal).

Correlations for analysis 2		C
C1	Pearson correlation	0.90
	Sig. (2-tailed)	0.00
	N	29
C2	Pearson correlation	0.91
	Sig. (2-tailed)	0.00
	N	29

C3	Pearson correlation	0.94
	Sig. (2-tailed)	0.00
	N	29
C4	Pearson correlation	0.91
	Sig. (2-tailed)	0.00
	N	29
C5	Pearson correlation	0.87
	Sig. (2-tailed)	0.00
	N	29

**. A correlação é significativa ao nível de 0,01 (bicaudal).

Correlações

	Correlations for analysis 1	Br
B	Pearson correlation	0.97
	Sig. (2-tailed)	0.00
	N	29

**. Correlation is significant at the 0.01 level (2-tailed).

Correlations for analysis 2		Cr
C	Pearson correlation	0.96
	Sig. (2-tailed)	0.00
	N	29

**. Correlation is significant at the 0.01 level (2-tailed).

Apêndice 10: Análise dos factores do questionário do inquérito às parteiras e do questionário do inquérito às mulheres Análise dos factores (inquérito às parteiras)

Comunalidades

	Initial	Extraction
*A1	1.000	0.74
A2	1.000	0.76
A3	1.000	0.73
A4	1.000	0.67
A5	1.000	0.79
A6	1.000	0.70
A7	1.000	0.63
A8	1.000	0.61
A9	1.000	0.67
A10	1.000	0.74
A11	1.000	0.73
A12	1.000	0.50
A13	1.000	0.81
A14	1.000	0.67

Método de extração: análise de componentes principais. A* representa itens de conhecimento

Variância total explicada

Compo-nent	Initial eigenvalues			Extraction sums of squared loadings			Rotation sums of squared loadings		
.	Total	% of varian-ce	Cumulati-ve %	Total	% of varian -ce	Cumulati-ve %	Total	% of varianc -e	Cumula -tive %
1	5.87	41.94	41.94	5.87	41.94	41.94	3.15	22.51	22.51
2	1.56	11.12	53.054	1.56	11.11	53.05	2.60	18.56	41.07
3	1.20	8.54	61.60	1.20	8.54	61.59	2.51	17.96	59.03
4	1.12	8.01	69.20	1.12	8.01	69.60	1.48	10.58	69.60
5	0.92	6.60	76.20						
6	0.73	5.24	81.44						
7	0.65	4.64	86.10						
8	0.53	3.76	89.84						
9	0.46	3.29	93.13						
10	0.31	2.20	95.33						
11	0.25	1.80	97.12						
12	0.18	1.28	98.40						
13	0.14	1.01	99.41						
14	0.08	0.59	100.00						

Método de extração: análise de componentes principais.

Matriz de componentes (a)

Component	1	2	3	4
A2	0.84	-0.13	-0.16	-0.10
A1	0.78	-0.26	-0.10	-0.23
A13	0.77	0.14	-0.45	0.02
A14	0.74	-0.19	-0.30	-0.03
A6	0.71	-0.14	0.28	0.32
A4	0.70	-0.02	0.27	0.33
A5	0.68	0.10	0.50	0.27
A11	0.66	-0.27	0.28	-0.38
A10	0.62	-0.02	0.32	-0.50
A3	0.60	0.55	-0.21	-0.13
A12	0.57	0.34	-0.13	-0.18
A7	0.52	0.32	-0.30	0.42
A9	0.16	0.72	0.35	0.05
A8	0.42	-0.52	-0.07	0.39

Método de extração: análise de componentes principais. A 4 componentes extraídos.

Matriz de componentes rodados (a)

Component	1	2	3	4
A13	0.85	0.20	0.22	-0.11
A3	0.73	0.07	0.21	0.39
A7	0.67	0.37	-0.21	0.07
A14	0.60	0.26	0.37	-0.32
A2	0.60	0.33	0.51	-0.20
A12	0.57	0.09	0.31	0.25
A5	0.14	0.79	0.30	0.25
A6	0.22	0.75	0.27	-0.07
A4	0.27	0.74	0.22	0.04
A10	0.16	0.17	0.81	0.17
A11	0.12	0.29	0.79	-0.08
A1	0.46	0.27	0.62	-0.28
A9	0.14	0.20	-0.03	0.78
A8	0.14	0.52	0.04	-0.56

Método de extração: análise de componentes principais. Método de rotação: varimax com normalização de Kaiser. A rotação convergiu em 8 iterações.

Matriz de transformação de componentes

Component	1	2	3	4
1	0.64	0.55	0.53	-0.04
2	0.38	-0.13	-0.26	0.88
3	-0.67	0.49	0.32	0.45
4	0.04	0.66	-0.74	-0.13

Método de extração: análise de componentes principais. Método de rotação: varimax com normalização kaiser.

Análise fatorial

Comunalidades

	Initial	Extraction
A1	1.000	0.69
A2	1.000	0.75
A3	1.000	0.71
A4	1.000	0.56
A5	1.000	0.72
A6	1.000	0.60
A7	1.000	0.46
A8	1.000	0.45
A9	1.000	0.67
A10	1.000	0.49
A11	1.000	0.59
A12	1.000	0.46
A13	1.000	0.81
A14	1.000	0.67

Método de extração: análise de componentes principais.

Variância total explicada

Component	Initial eigenvalues			Extraction sums of squared loadings			Rotation sums of squared loadings		
	Total	% of variance	Cumulative %	Total	% of variance	Cumulative %	Total	% of variance	Cumulative %
1	5.87	41.94	41.94	5.87	41.94	41.94	3.66	26.14	26.14
2	1.56	11.12	53.05	1.56	11.12	53.05	3.29	23.51	49.65
3	1.20	8.54	61.59	1.20	8.54	61.59	1.67	11.94	61.59
4	1.12	8.01	69.60						
5	0.92	6.60	76.20						
6	0.73	5.24	81.44						
7	0.65	4.64	86.08						
8	0.53	3.76	89.84						
9	0.46	3.29	93.13						
10	0.31	2.20	95.33						
11	0.25	1.80	97.12						
12	0.18	1.28	98.40						
13	0.14	1.01	99.41						
14	0.08	0.59	100.00						

Método de extração: análise de componentes principais.

Matriz de componentes(a)

Component	1	2	3
A2	0.84	-0.13	-0.16
A1	0.78	-0.26	-0.10
A13	0.77	0.14	-0.45
A14	0.74	-0.19	-0.30
A6	0.71	-0.14	0.28
A4	0.70	-0.02	0.27
A5	0.68	0.10	0.50
A11	0.66	-0.27	0.28
A10	0.62	-0.02	0.32
A3	0.60	0.55	-0.21
A12	0.57	0.34	-0.13
A7	0.52	0.32	-0.30
A9	0.16	0.72	0.35
A8	0.42	-0.52	-0.074

Método de extração: análise de componentes principais. A 3 componentes extraídos.

Matriz de componentes rodados(a)

Component	1	2	3
A5	0.81	0.19	-0.17
A6	0.72	0.23	0.15
A11	0.72	0.14	0.24
A4	0.69	0.29	0.03
A10	0.69	0.21	0.004
A1	0.54	0.45	0.44
A13	0.23	0.84	0.25
A3	0.20	0.78	-.025
A7	0.12	0.66	-0.03
A12	0.27	0.61	-0.12
A2	0.52	0.59	0.36
A14	0.37	0.57	0.46
A9	0.22	0.24	-0.75
A8	0.35	0.07	0.57

Método de extração: análise de componentes principais. Método de rotação: varimax com normalização kaiser. A rotação convergiu em 5 iterações.

Matriz de transformação de componentes

Component	1	2	3
1	0.72	0.66	0.21
2	-0.18	0.47	-0.86
3	0.67	-0.59	-0.46

normalização.

Método de extração: análise de componentes principais. Método de rotação: varimax com kaiser

Análise fatorial

Comunalidades

	Initial	Extraction
*A1	1.000	0.68
A2	1.000	0.72
A3	1.000	0.67
A4	1.000	0.48
A5	1.000	0.47
A6	1.000	0.52
A7	1.000	0.37
A8	1.000	0.45
A9	1.000	0.54
A10	1.000	0.39
A11	1.000	0.51
A12	1.000	0.45
A13	1.000	0.61
A14	1.000	0.58

Método de extração: análise de componentes principais. *A representa itens de conhecimento.

Variância total explicada

Component	Initial eigenvalues			Extraction sums of squared loadings			Rotation sums of squared loadings		
	Total	% of varian-ce	Cumul-ative %	Total		Cumul-ative %	Total	% of varian-ce	Cumul-ative %
1	5.87	41.94	41.94	5.87	41.94	41.94	4.81	34.35	34.35
2	1.56	11.12	53.05	1.56	11.12	53.05	2.62	18.70	53.05
3	1.20	8.54	61.59						
4	1.12	8.01	69.60						
5	0.92	6.60	76.20						
6	0.73	5.24	81.44						
7	0.65	4.64	86.08						
8	0.53	3.76	89.84						
9	0.46	3.29	93.13						
10	0.31	2.20	95.33						
11	0.25	1.80	97.12						
12	0.18	1.28	98.40						
13	0.14	1.01	99.41						
14	0.08	0.59	100.00						

Método de extração: análise de componentes principais.

Matriz de componentes (a)

Component	1	2
A2	0.84	-0.13
A1	0.78	-0.26
A13	0.77	0.14
A14	0.74	-0.19
A6	0.71	-0.14
A4	0.70	-0.02
A5	0.68	0.10
A11	0.66	-0.27
A10	0.62	-0.02
A3	0.60	0.55
A12	0.57	0.34
A7	0.52	0.32
A9	0.16	0.72
A8	0.42	-0.52

Método de extração: análise de componentes principais. A 2 componentes extraídos.

Matriz de componentes rodados(a)

Component	1	2
A1	0.81	0.16
A2	0.79	0.31
A14	0.74	0.21
A11	0.71	0.10
A6	0.68	0.23
A8	0.62	-0.25
A4	0.61	0.33
A13	0.60	0.50
A10	0.55	0.29
A5	0.54	0.42
A3	0.25	0.78
A9	-0.22	0.70
A12	0.33	0.58
A7	0.29	0.53

Método de extração: análise de componentes principais. Método de rotação: varimax com normalização kaiser. A rotação convergiu em 3 iterações.

Matriz de transformação de componentes

Component	1	2
1	0.87	0.50
2	-0.50	0.87

Método de extração: análise de componentes principais. Método de rotação: varimax com normalização kaiser

Análise fatorial (inquérito às mulheres)

Comunalidades

	Initial	Extraction
*B1	1.000	0.51
B2	1.000	0.52
B3	1.000	0.55
B4	1.000	0.51
B5	1.000	0.50
B6	1.000	0.56
B7	1.000	0.63
B8	1.000	0.55
B9	1.000	0.55
B10	1.000	0.62

Método de extração: análise de componentes principais. * B representa os itens de expetativa.

Variância total explicada

Compone nt	Initial eigenvalues			Extraction sums of squared loadings		
	Total	% of variance	Cumulative %	Total	% of variance	Cumulative %
1	5.50	54.97	54.97	5.50	54.97	54.97
2	0.94	9.35	64.32			
3	0.67	6.65	70.97			
4	0.60	6.04	77.01			
5	0.57	5.69	82.70			
6	0.39	3.94	86.64			
7	0.39	3.87	90.51			
8	0.38	3.77	94.27			
9	0.31	3.08	97.35			
10	0.27	2.65	100.00			

Método de extração: análise de componentes principais

Matriz de componentes(a)

Component	1
B1	0.71
B2	0.72
B3	0.74
B4	0.71
B5	0.71
B6	0.72
B7	0.79
B8	0.74
B9	0.74
B10	0.79

Método de extração: análise de componentes principais. A 1 componentes extraídos.

Análise fatorial (perceção das mulheres)

Comunalidades

	Initial	Extraction
*C1	1.000	0.91
C2	1.000	0.87
C3	1.000	0.88
C4	1.000	0.89
C5	1.000	0.90

Método de extração: análise de componentes principais. C*representa itens de perceção.

Variância total explicada

Component	Initial eigenvalues			Extraction sums of squared loadings		
	Total	% of variance	Cumulative %	Total	% of variance	Cumulative %
1	4.45	88.98	88.80	4.45	88.98	88.98
2	0.19	3.78	92.76			
3	0.15	3.08	95.84			
4	0.12	2.36	98.20			
5	0.09	1.80	100.00			

Método de extração: análise de componentes principais.

Matriz de componentes(a)

	Component 1
C1	0.95
C2	0.93
C3	0.94
C4	0.95
C5	0.95

Método de extração: análise de componentes principais. A 1 componentes extraídos.

Fiabilidade (inquéritos às parteiras)

Análise de fiabilidade - escala (a: Conhecimento)

Item means	mean	minimum	maximum	range	max/min	variance
	0.164	3.82	2.63	4.20	1.57	1.60
Item variances	mean	minimum	maximum	range	max/min	variance
	0.03	0.72	0.45	1.05	0.60	2.35
Inter-item						
Covariances	mean	minimum	maximum	range	max/min	variance
	0.02	0.24	-0.17	0.58	0.74	-3.51
Inter-item						
Correlations	mean	minimum	maximum	range	max/min	variance
	0.03	0.35	-0.19	0.83	1.02	-4.30

N of cases = 60

Estatísticas do total de itens

	Scale Mean If item deleted	Scale variance if item deleted	Corrected Item-total correlation	Squared multiple correlation	Alpha if item deleted
A1	49.33	46.29	0.67	0.81	0.86
A2	49.35	45.28	0.76	0.81	0.86
A3	49.37	46.47	0.57	0 .66	0.87
A4	49.90	46.36	0.64	0 .59	0 .86
A5	49.62	45.63	0.62	0.71	0.86
A6	49.72	46.17	0.64	0.72	0.86
A7	49.40	49.19	0.45	0.54	0.87
A8	50.02	49.88	0.3127	0.40	0.88
A9	50.85	51.15	0.14	0.28	0.89
A10	49.50	48.29	0.54	0.63	0.87
A11	49.65	48.64	0.56	0.69	0.87
A12	49.67	46.12	0.51	0.57	0.87
A13	49.28	45.60	0.70	0.73	0.86
A14	49.63	46.07	0.64	0.64	0.86

Coeficientes de fiabilidade 14 itens. Alfa = 0,88 Alfa do item padronizado = 0,88

Análise de fiabilidade - escala (b: Atitude)

Item means	mean	minimum	maximum	range	max/min	variance
	0.29	3.67	2.78	4.40	1.62	1.58
Item variances	mean	minimum	maximum	range	max/min	variance
	0.24	1.22	0.68	2.03	1.35	2.99
Inter-item Covariances	mean	minimum	maximum	range	max/min	variance
	0.09	0.22	-0.30	1.02	1.31	-3.40
Inter-item Correlations	mean	minimum	maximum	range	max/min	variance
	0.07	0.20	-0.25	0.85	1.10	-3.48

N of cases = 60

Estatísticas do total de itens

	Scale mean If item deleted	Scale variance if item deleted	Corrected item-total correlation	squared multiple correlation	alpha if item deleted
B1	36.87	29.34	0.51	0.55	0.66
B2	37.35	29.32	0.43	0.47	0.68
B3	36.48	34.15	0.27	0.52	0.73
B4	36.03	33.70	0.38	0.79	0.69
B5	36.15	32.67	0.48	0.79	0.68
B6	36.53	33.88	0.28	0.38	0.70
B7	37.10	31.92	0.34	0 .45	0.69
B8	36.28	32.51	0.48	0.57	0.68
B9	37.53	31.58	0.30	0.44	0.70
B10	35.92	33.77	0.28	0.39	0.70
B11	36.92	32.76	0.27	0 .55	0.71

Coeficientes de fiabilidade 11 itens. Alfa = 0,71 Alfa do item padronizado = 0,73

Fiabilidade (mulheres])

Análise de fiabilidade - escala (b)

Item means	mean	minimum	maximum	range	max/min	variance
	0.01	4.52	4.40	4.60	0.20	1.05

Item variances	mean	minimum	maximum	range	max/min	variance
	0.004	0.36	0.27	0.46	0.19	1.70

Inter-item Covariances	mean	minimum	maximum	range	max/min	variance
	0.001	0.18	0.13	0.30	0.17	2.27

Inter-item Correlations	mean	minimum	maximum	range	max/min	variance
	0.01	0.50	0.38	0.66	0.28	1.74

N of cases = 360

Estatísticas do total de itens

	Scale mean	Scale variance	Corrected item-	Squared	Alpha

	If item deleted	if item deleted	total correlation	multiple correlation	if item deleted
B1	40.63	16.66	0.63	0.46	0.90
B2	40.82	16.23	0.66	0.50	0.90
B3	40.62	16.78	0.67	0.507	0.90
B4	40.70	16.15	0.64	0.46	0.90
B5	40.73	16.60	0.63	0.47	0.90
B6	40.81	15.94	0.68	0.56	0.90
B7	40.78	15.52	0.74	0.59	0.90
B8	40.64	16.53	0 .70	0.51	0.90
B9	40.64	16.72	0.66	0.56	0.90
B10	40.64	15.94	0 .72	0.57	0.90

Coeficientes de fiabilidade 10 itens. Alfa = 0,91 item padronizado Alfa = 0,91

Análise de fiabilidade - escala (c)

Item means	mean	minimum	maximum	range	max/min	variance
	0.002	3.43	3.36	3.47	0.12	1.04

Item variances	mean	minimum	maximum	range	max/min	variance
	0.01	1.43	1.32	1.56	0.24	1.18
Inter-item Covariances	mean	minimum	maximum	range	max/min	variance
	0.004	1.23	1.14	1.35	0.21	1.19
Inter-item Correlations	mean	minimum	maximum	range	max/min	variance
	0.0004	0.86	0.83	0.90	0.06	1.08

N of cases = 360

Estatísticas do total de itens

	Scale mean If item deleted	Scale variance if item deleted	Corrected item-total correlation	Squared multiple correlation	Alpha if item deleted
C1	13.70	20.35	0.92	0.86	0 .96
C2	13.72	21.08	0.90	0.80	0.96
C3	13.68	20.62	0.90	0.83	0.96
C4	13.79	20.60	0.91	0.85	0.96
C5	13.71	20.02	0.92	0.86	0.96

Coeficientes de fiabilidade 5 itens. Alfa = 0,97 Alfa do item padronizado = 0,97

Tabela 1. Tabela da dimensão da amostra necessária

Acceptable Margin of Error	Population Size					
	Large	5000	2500	1000	500	200
+/- 20%	24	24	24	23	23	22
+/- 15%	43	42	42	41	39	35
+/- 10%	96	94	93	88	81	65
+/- 7.5%	171	165	160	146	127	92
+/- 5%	384	357	333	278	217	132
+/- 3%	1067	880	748	516	341	169

(Fonte: Conroy, R., N.D., disponível em:
http://www.beaumontethics.ie/docs/application/samplesizecalculation.pdf)

Tabela 2. Interpretação das pontuações dos inquiridos na escala de likert

Upper & Lower limits	Scale point	Knowledge about labour pain	Attitude towards labour pain	Women's expectations	Women's perception towards midwives
4.51 – 5.00	5	Very high	Very positive	Very high	Very positive
3.51 – 4.50	4	High	Positive	High	Positive
2.51 – 3.50	3	*Average	*Neutral	*Average	*Neutral
1.51 – 2.50	2	Low	Negative	Low	Negative
1.00 – 1.50	1	Very low	Very negative	Very low	Very disloyal

*Neutro significa nem positivo nem negativo. *Média significa nem alto nem baixo

Quadro 3: Alterações ao questionário do inquérito para as parteiras

Changes	Item before review	Item after review
Instructions	Please rate your extent of agreement or disagreement to the statements below	Please rate your extent of agreement or disagreement to the statements below. All questions concern knowledge level and attitude toward labour pain in normal labour.
Knowledge **Part A**	1. To work with pain during normal delivery, i give full support to women to help them cope with pain.	1. To work with pain during normal delivery, i give full support to women to help them cope with pain. 2. To work with pain during normal delivery, i give full encouragement to women to help them cope with the pain.
Knowledge **Part A**	4. I am vigilant and attentive to the needs of women in pain	5. I am vigilant to the needs of women in pain. 6. I am attentive to the needs of women in pain.
Knowledge	5. I can recognize complications by the way women express their pain	7. I can recognize complications related to coping with pain by the

Part A		way women express their pain
Knowledge **Part A**	6. I maintain a supportive presence in labour, staying with the woman in pain as she desires	8. I stay with the woman in pain as she desires.
Knowledge **Part A**	8. I provide thorough education & accurate information based on the woman's needs	10. I provide accurate information based on the woman's needs.
		11. I render thorough education according to the woman's needs.
Knowledge **Part A**	9. I motivate women that normal birth delivery can be medication-free and pain is just part of the normal process	12. I motivate women that normal birth can be medication-free.
		13. I let women understand that pain is part of the process in normal birth.
Attitude **Part B**	1. Labour pain is normal; women can manage it so they can be left alone.	1. Labour pain is normal so women can be left alone to manage the pain.
Attitude **Part B**	2. The focus of care for women in labour pain is to reduce the pain; so, women must be given pain relievers during intense labour pain even if	2. The focus of care for women in labour pain is to reduce the pain; so, women must be given pain reliever during intense labour pain even if

	normal delivery is expected.	they do not ask for it.
Attitude **Part B**	4.encouraging words-of-advice will reduce women's anxiety and boost their ability to manage labour pain	4. Encouraging words-of-advice will reduce women's anxiety. 5. Encouraging words-of-advice will boost women's ability to manage labour pain.
Attitude **Part B**	10. When assistance desired by a woman in pain is not part of my routine, i don't see the importance of providing it.	11. When a woman in pain desires an assistance of pain relief that is not part of my routine, i don't provide it.

Quadro 4. Resumo das estatísticas descritivas

Variable	N	Minimum	Maximum	Mean	SD
Midwives expectations	360	3	5	4.52	.449
Woman's perceptions	360	1	5	3.43	1.129
Valid n (list wise)	360				

RECONHECIMENTO

Esta dissertação foi concluída e beneficiou grandemente dos contributos de muitas pessoas ao longo dos quatro anos. Devo a minha mais profunda gratidão à minha orientadora principal, Ingela Lundgren, professora de obstetrícia na Universidade de Gotemburgo, pela sua excelente orientação, apoio, encorajamento, paciência e coordenação ao longo de todo o projeto. Agradeço sinceramente aos meus co-orientadores pelos conselhos, orientação e cooperação ao longo do projeto: Helena Lindgren, professora associada e conferencista sénior de saúde reprodutiva na Universidade de Gotemburgo e no Instituto Karolinska, e Helena Wigert, professora associada de obstetrícia na Universidade de Gotemburgo.

Gostaria de salientar a importância dos revisores da dissertação, do grupo de investigação sobre o parto e do grupo de investigação qualitativa da Universidade de Gotemburgo, dos comités de pré-defesa e de defesa, que me deram ideias úteis e me apoiaram em todos os aspectos durante a realização do projeto. Gostaria também de agradecer a todos os revisores de provas da agência de tradução e interpretação Semantix/Suécia, que me deram sugestões úteis sobre as competências de redação. Estou igualmente grata ao programa JOSYLEEM do ERASMUS Mundus e ao Instituto de Ciências da Saúde e do Cuidado, Universidade de Gotemburgo, Suécia, pelo financiamento do projeto.

Gostaria também de agradecer aos meus pais, irmãs e irmãos. Apoiaram-me sempre e encorajaram-me com os seus melhores desejos. Por último, gostaria de agradecer ao meu filho por ter estado sempre comigo nos momentos alegres e dolorosos, pelo seu sorriso caloroso e pelo seu amor eterno.

REFERÊNCIAS

Abdel Ghani, R.M. & Berggren, V. (2011) Necessidades da parturiente durante o trabalho de parto: Egyptian women's perspective toward childbirth experiences - a step towards an excellence in clinical practice. *Jornal de Investigação Científica Básica e Aplicada*, 1(12), 2935-2943.

Abualrub, R. F. & Al-Zaru, I. M. (2008) Job Stress, Recognition, Job Performance And Intention To Stay At Work Among Jordanian Hospital Nurses. *Journal Of Nursing Management*, 16, 227-236.

Abushaikha, L. & Oweis, A. (2004) Labour Pain Experience And Intensity: A Jordanian Perspective. *International Journal Of Nursing Practice*, 11, Pp.33-38.

Abushaikha, L. (2001). Perceived Labour Stress And Perceived Nursing Support Among Women Who Delivered Vaginally. *Jordanian Nursing Journal*, 1(1), 48-57.

Abushaikha, L. (2006) Midwifery Education In Jordan: History, Challenges And Proposed Solutions. *Journal of International Women's Studies*, 8(1), 185-193

Abushaikha, L. (2007) Methods of Coping with Labour Pain Used By Jordanian Women (Métodos para lidar com a dor do parto utilizados por mulheres jordanas). *Jornal de Enfermagem Transcultural*, 18(1), 34-40.

Adams, J., Frawley, J., Steel, A., Broom, A., & Sibbritt, D. (2015) Utilização de técnicas farmacológicas e não farmacológicas de gestão da dor no parto e a sua relação com os resultados maternos e infantis: Examination of a nationally representative sample of 1835 pregnant women. *Midwifery*, 31(4), 458-463. doi:10.1016/j.midw.2014.12.012.

Alslemaat, A. (2012) Departamento de Obstetrícia e Ginecologia do Hospital Albashir. [Online]. Disponível em: Http:// Www.Albashir-Hospital.Gov.Jo, Última atualização 2012.

Sociedade Americana de Enfermagem no Tratamento da Dor (Aspmn) (2012). *Otimizando o tratamento da dor em pacientes com apresentação aguda: Position Papers*. Disponível em: Http://Www.Aspmn.Org/Organization/Position Papers.Htm (Internet) (Última atualização: Não disponível).

Ampofoa, E.A. & Caineb, V. (2015) Uma investigação narrativa sobre a perceção das mulheres e a experiência da dor de parto: Um estudo na região ocidental do Gana. *Revista Internacional de Ciências de Enfermagem de África*, 3, 86-93.

Anu, J. Saroj, S, Uma, S., Arun, N., Prajapati, N.C. & Richa, S.(2011) A Comparison Between Epidural And Iv Tramadol For Painless Labor And Effect On Perinatal Outcome. *O Jornal de Obstetrícia e Ginecologia da Índia.* janeiro/fevereiro, 42-47.

Baker, A., Fergusom, S. A., Roach, G. D. & Dawson, D. (2001) Perceptions Of Labour Pain By Mothers And Their Attending Midwives. *Journal of Advanced Nursing,* 35(2), 171-179 Disponível:Http://W3.Unisa.Edu.Au/Sleep/Publications/Pdf%20versions/Xbaker(Labour)01.Pdf (Acedido em 09 de novembro de 2012).

Balnaves, M. & Caputi, P. (2001) *Introduction To Quantitative Research Methods.* Thousand Oaks, CA: Sage.

Bergstrom, L, Richards, L, Morse, J. M & Roberts, J. (2014). 'How caregivers manage pain and distress in second-stage labor', *Journal of Midwifery & Women's Health*, 55 (1), 38-45.

Bergh, I.H.E., Johansson, A., Bratt, A., Ekstrom, A. & Martensson. L.B. (2015) Assessment and documentation of women's labour pain: A cross-sectional study in Swedish delivery wards. *Women Birth*, 28(2).

Brase, C.H. & Brase, C.P. (Eds) (2013). Curvas normais e distribuição de amostragem: O Teorema do Limite Central. In: Brase, C.H. & Brase, C.P. (Eds) (2013) *Understanding Basic Statistics* (Sixth Ed). Cengage Learning: EUA, 266-366.

Bastable, S. B. (2008) A Enfermeira Como Educadora: Princípios de Ensino e Aprendizagem para a Prática de Enfermagem In: Bastable, S. B (2008) *Overview Of Education* (3ª Edição). Capítulo 1, 97-114. Jones & Bartlett Publishers, Reino Unido.

Bazeley, P. (2004) Issues In Mixing Qualitative And Quantitative Approaches To Research. Em Buber, R., Gadner, J. & Richards, L. (Eds.) (2004) *Applying Qualitative Methods To Marketing Management Research.* Uk Palgrave Macmillan, 141-156.

Beigi, N. M. A., Broumandfar, K., Bahadoran, P.& Abedi, H. A. (2010) *Women's Experience Of Pain During Childbirth.* Iran J Nurs Midwifery Res. 15(2): 77-82.

Bengtsson, J. (2013). Com o mundo da vida como terreno. Uma abordagem de investigação para a investigação empírica em educação: The Gothenburg Tradition. *Indo-Pacific Journal Of Phenomenology*, 13 (Edição Especial, setembro: Abordagem do mundo da vida para a investigação empírica em educação - A tradição de Gotemburgo), 18 Pp. Doi: 10.2989/Ipjp.2013.13.2.4.1178.

Berry, R. (2008) Conceitos básicos de avaliação (Capítulo 1) In: *Avaliação para a aprendizagem.* Imprensa da Universidade de Hong Kong, 5-23.

Bhattacharya, S., Wang, T. & Fiona, K. (2006) Analgesia para dores de parto - Análise das tendências e associações na região de Grampian, na Escócia, entre 1986 e 2001. *Bmc Pregnancy And Child Birth,* 6: 14.

Boone, H.N. & Boone, D.A. (2012). Analyzing Likert Data (Analisando dados de Likert). *Journal of Extension* (Online). 50(2), Artigo 2TOT2, Disponível em: http://www.joe.org/joe/2012april/tt2p .

Bourque, L.B. & Clark, V.A. (1992) *Processing data: The survey example*. Sage: London.

Borrelli, S.E. (2014) What Is A Good Midwife? Insights From The Literature. *Midwifery*, 30(1), 3-10.

Bradburn, N., Sudman, S. & Wansink, B. (2004) *Asking questions: The definitive guide to questionnaire design- For market research, political polls, and social and health questionnaire*. Jossey bass, São Francisco, EUA.

Breivik, H., Borchgrevink, P.C., Allen, S. M., Rosseland, L. A., Romundstad, L., Breivik Hals, E. K., Kvarstein & Stubhaug, A. (2008) *Assessment Of Pain*. British Journal Of Anaesthesia 101 (1): 17-24.

Buckley, S.J. (2008) Labour And Birth. Em: Wickham, S. (2008). *Midwifery: Best Practice*. 5, P.164. Butterworth-Heinemann Elsevier, Edimburgo.

Burke, J.R. & Christensen, L. (Eds) (2014) *Educational Research: Quantitative, Qualitative and Mixed Approaches* (5th Edition).SAGE Publication, Inc: Thousand Oaks, Califórnia.

Burns, N. & Grove, S. K. (2011). Clarificar a medição e a recolha de dados na investigação quantitativa. In: Burns, N. & Grove, S. K. (Editores) (2011). *Understanding Nursing Research: Building And Evidence- Based Practice* (5ª Edição) (Pp.332338). Saunders: EUA.

Callister, L.C. (2003) Cultural Influences on Pain Perceptions and Behaviors. *Home Health Care Management and Practice*, 15(3), 207-11.

Callister, L.C. (2003) Cultural Influences on Pain Perceptions and Behaviors. *Home Health Care Management & Practice*, 15(3), 207-11.

Callister, L. & Khalaf, I. (2010) Spirituality In Childbearing Women (Espiritualidade em mulheres grávidas). *The Journal Of Perinatal Education*. 19(2), 16-24.

Cameron, R. (2011) Mixed Methods Research: The Five Ps Framework. *Revista eletrónica de métodos de investigação empresarial*, 9, (2), 96-108

Chaillet, N., Belaid, L., Crochetiere, C., Roy, L., Gagne,G.P., Moutquin, J.M., Rossignol, M., Dugas, M., Wassef, M. & Bonapace,J. (2014) Non Pharmacologic Approaches For Pain Management During Labor Compared With Usual Care. *Birth*, 41:2, 122-137.

Charles, E.P. Bybee, M.D. & Thompson, N.S. (2011) A behaviorist account of emotions and feelings: making sense of james d. Laird's feelings: the perception of self. *Behavior and Philosophy*, 39/40, 1-16. Centro de Estudos Comportamentais de Cambridge.

Charlton E.J, ed. 2005, Pain and Pregnancy and Labour, *Core Curriculum for Professional Education in Pain,* 36 , 1-5.

Christiaens, W. & Bracke, P . (2007) Assessment of social psychological determinants of satisfaction with childbirth in a cross-national perspective. *BMC Pregnancy and Childbirth*, 7:26, DOI: 10.1186/1471-2393-7-26.

Christiaens, W. Marianne, Nieuwenhuijze, J. & De Vries, R. (2013) Trends In The Medicalisation Of Childbirth In Flanders And The Netherlands. *Midwifery*, 29, E1- E8.

Christiaens, W. Verhaeghe, M. & Bracke, P. (2010) Aceitação da dor e controlo pessoal no alívio da dor em dois modelos de cuidados de maternidade: A Cross-National Comparison Of Belgium And The Netherlands. *Mc Health Services Research* 2010, 10:268. Disponível online: Http://Www.Biomedcentral.Com/1472-6963/10/268.

CIA Central Intelligence Agency (2017). Pessoas e sociedade: Mundo: Taxas de natalidade no World Fact Book. Disponível online. https://www.cia.gov/librarv/publications/the-world-factbook/geos/xx.html , Atualizado Semanalmente, 2017 (Internet).

CIA Central Intelligence Agency (2017a). *O Livro de Factos Mundial, Médio Oriente: Jordânia: Geografia.* Disponível em: Http:// Www.Cia.Gov/Library/Publications/The- World-Factbook/Jo.Html (Acesso à Internet, última atualização em 01 de janeiro de 2017).

CIA Central Intelligence Agency (2017b). *O Livro de Factos Mundial, Médio Oriente: Jordan: People &Society.* Disponível em: Http:// Www.Cia.Gov/Library/Publications/The-World-Factbook/Jo.Html (Acesso à Internet, última atualização em 01 de janeiro de 2017).

CIA Central Intelligence Agency (2013c). *The World Fact Book, Médio Oriente: Jordânia: Economia.* Disponível em: Http:// Www.Cia.Gov/Library/Publications/The- World-Factbook/Jo.Html (Acesso à Internet, última atualização em 09 de dezembro de 2013).

Creswell, J.W. (2008) *The Selection of a Research Design.* Nova Iorque: Sage publications.

Creswell, J. W. (2009) *Research Design: Qualitative, Quantitative, And Mixed Methods,* California: Sage, Thousand Oaks.

Creswell, J. W. (2013). *Investigação qualitativa e conceção de investigação: Choosing among five approaches* (3ª ed.). Thousand Oaks, CA: Sage.

Creswell, J. W., & Clark, V. L. P. (2011) A Natureza da Investigação com Métodos Mistos. In: Creswell, J. W., & Clark, V. L. P. (Eds) *Designing And Conducting Mixed Methods Research.* Londres: Sage, Pp. 1-18.

Czaja, R. & Blair, J. (2005) Questionnaire Design: Escrever as perguntas. Em: Czaja, R. & Blair, J. (2005) (Eds) *Designing Surveys: A Guide To Decisions And Procedures* (2nd Ed). Pine Forge Press City: A Sage Publications Company Print Isbn: 9780761927457. Available Online Isbn: 9781412983877 Doi: Http://Dx.Doi.Org/10.4135/9781412983877 . (Acedido em: 22, junho, 2014), Pp. 5984

Dahlberg, K. (2006). O Indivíduo no Mundo - O Mundo no Indivíduo: Rumo a uma fenomenologia das ciências humanas que inclua o mundo social. *Jornal Indo-Pacífico de Fenomenologia*, 6, p. 1-9.

Dahlberg, K., Dahlberg, H. & Nystrom, M. (Editores) (2008) *Reflective Life World Research* (2nd Edition). Holmbergs I Malmo Ab: Suécia.

De Jonge, AD, Stuijt, R, Eijke, I & Westerman, M. J (2014). 'Continuidade dos cuidados: o que importa para as mulheres quando são encaminhadas dos cuidados primários para os secundários durante o trabalho de parto? A qualitative interview study in the Netherlands', *BMC Pregnancy and Childbirth*, vol. 14, no. 103, http://www.biomedcentral.com/1471-2393/14/103.

Dejong, J., Shepard, B., Jawad, R., Mortagy, I. (2005) The Sexual And Reproductive Health Of Young People In The Arab Countries And Iran. *Reproductive Health Matters*, 13, 49-59.

Demir, Y. (2012) *Non-Pharmacological Therapies in Pain Management, Pain Management - Current Issues and Opinions*. InTech Europe, 285-502, ISBN: 978953-307-813-7, Disponível em: http ://www. intechopen. com/books/pain-management-current-issues-and-opinions/non-pharmacologicaltherapies-in-pain- management .

DeVellis, R, F. (Editor) (2012) Guidelines in Scale Development (capítulo 5) In: *Scale Development: Theory and Applications* (3rd edition). Thousand Oaks, CA: Sage publications, 73-115.

Dixon, L., Skinner, J. & Foureur, M. (2013) The emotional and hormonal pathways of labour and birth: integrating mind, body and behaviour. *New Zealand College of Midwives Journal*, 48, 15-23.

Doering, K., Patterson, J. & Griffiths, C.R. (2014) Experiências das mulheres japonesas com o alívio farmacológico da dor na Nova Zelândia. *Women and Birth*, 27, 121-125.

Downe, S. (2004) *Normal Childbirth: Evidence And Debates*. Churchill Livingstone Elsevier: Reino Unido.

Escott, D. Slade, P. & Spiby, H. (2009) Preparação para o controlo da dor durante o parto: Os Aspectos Psicológicos do Desenvolvimento de Estratégias de Enfrentamento na Educação Pré-Natal. *Clinical Psychology Review*, 29, 617-622.

Faisal, I. Matinnia, N., Hejar, A. R. & Khodakarami, Z. (2014) Porque é que as primigestas pedem uma cesariana numa gravidez normal? Um Estudo Qualitativo no Irão. *Midwifery*, 30, 227-233.

Farahat, A.H., Mohamed, H.E.S., Elkader, S.A. & El-Nemer, A. (2015) Effect of Implementing A Birth Plan on Womens' Childbirth Experiences and Maternal & Neonatal Outcomes. *Journal of Education and Practice* , 6(6), 24-31.

Feick, L.F. (1989) Latent class analysis of survey questions that include do not know responses. *Public Opinion Quarterly,* 53, 525-547.

Firouzbakht, M., Nikpour, M. & Khafri, S. (2014) O Efeito da Educação Pré-Natal no Processo de Parto. *Scimetr*, 2(4), 1-9.

Francis, E.K. (2011). Acesso universal aos cuidados de saúde primários. Em: Francis, E.K. (2011) *Global Health Disparities: Closing the Gap through Good Governance*. Jones & Bartlett Learning: EUA, 210.

Faser, D. M., & Cooper, M.A. (Editores) (2009) *Myles' Textbook For Midwives* (15ª Edição). Churchill Livingstone Elsevier: Reino Unido.

Flick, U., Kardorff, E.V. & Steinke, I. (Editores) (2005) *A Companion To Qualitative Research* (1st Edition). Londres: Sage.

Flink, I.K, Mroczek, M.Z., Sullivan, M.J.L & Linton, S.J. (2009) Pain in childbirth and postpartum recovery - The role of catastrophizing. *European Journal of Pain*, 3, 312-16.

Floyd, L., Coulter, N., Asamoah, S. & Agyare-Asante, R. (2014) As opiniões das mulheres e a experiência dos seus cuidados de maternidade num hospital de referência no Gana. *Revista Africana de Obstetrícia e Saúde da Mulher*, 8(4), 168-79.

Foster, I. R.& Lasser, J. (2011) *Professional Ethics In Midwifery Practice.* Jones &Bartlett: Canadá.

Gamble J, Creedy D & Teakle, B. (2007). Women's expectations of maternity services: a community-based survey", *Women and Birth*, 20, 115-20.

Gaskin, I. M. (2003) The pain/pleasure riddle (O enigma da dor/prazer). *INA May's Guide to Childbirth.* New York: Bantam Dell,150-66.

Gatewood, R. D., Field, H. S. & Barrick, M. (2011) Fiabilidade das medidas de seleção. In: Gatewood, R. D., Field, H. S. & Barrick, M(Eds). *Human Resource Selection* (7th Edition). South-Western, Cengage Learning, EUA, 102-123.

Gaizauskaite, I. (2012) A utilização do método do grupo de discussão na investigação em Serviço Social. *The Social Work Research Journal*, 11(1), P. 19-30.

Glowacki, D. (2015) Gestão eficaz da dor e melhorias nos resultados e na satisfação dos doentes. *CriticalCareNurse*, 35(3), 33-42.

Gendlin, E. T. (2004) The New Phenomenology Of Caring Forward. *Revista de Filosofia Continental*. 37 (1): 127-51, P. 141. Disponível em: Www.Focusing.Org/Gendlin/Docs/Gol 228.Html .

Gerrish, K., Mcdonnell, A., Nolan, M., Guillaume, L., Kirshbaum, M., & Tod, A. (2011) The Role Of Advanced Practice Nurses In Knowledge Brokering As A Means Of Promoting Evidence-Based Practice Among Clinical Nurses. *Journal Of Advanced Nursing, 67(9),* Pp.2004-2014.

Gibson, E. (2014) Expectativas e experiências das mulheres com a dor do parto em modelos médicos e obstétricos de nascimento nos Estados Unidos. *Women and Birth*, 27, 185-189, Disponível em: Http://Dx.Doi.Org/10.1016/J.Wombi.2014.05.002 .

Gravetter, F. J & Wallnau, L. B. (2013) (Editores) Interpretando a Correlação (Capítulo 15) In: *Statistics For The Behavioral Sciences* (9th Ed). Wadsworth Cengage Learning: Usa (Pp.520).

Gupta S., Kumar A., Singhal H. (2006). Dor aguda - analgesia de parto. *Indian Joural of Anaesthesia*, 50 (5), 363 - 369.

Halldorsdottir, S. (1996). *Caring and Uncaring Encounters in Nursing and Health Care - Developing a Theory.* Linkoping University Medical Dissertations, n.º 493, pp. 1-83, ISBN 91-7871-347-1. Universidade de Linkoping, Suécia.

Harriott, E.M., Thomas, V., Williams. & Peterson, M.R (2005) Childbearing in U.S. Military Hospitals: Dimensions of Care Affecting Women's Perceptions of Quality and Satisfaction (Dimensões dos Cuidados que Afectam as Percepções de Qualidade e Satisfação das Mulheres). *Birth*, 32(1), 4-10.

Hatamleh, R., Shaban, I.A. & Homer, C. (2013) Evaluating The Experience Of Jordanian Women With Maternity Care Services (Avaliando a Experiência das Mulheres Jordanianas com os Serviços de Cuidados de Maternidade). *Health Care For Women International*, 34(6), 499-512.

Hatamleh, R., Sinclair, M., Kernohan, G. & Bunting, B. (2012) Birth Memories Of Jordanian Women: Findings From Qualitative Data. *Journal Of Research In Nursing*. Disponível em: Http://Www.Sage.Publication.Com Doi: 1744987112441911, 25/05/2012, 1-10.

Hauck, Y., Fenwick, J., Downie, J. & Batt, J. (2007) The Influence Of Childbirth Expectations On Western Australian Women's Perception Of Their Birth Experience. *Midwifery*, 23, 235-247.

Hawamdeh, S. (2010) Midwifery 2 (Teoria) MW 336: Programa do Curso. (Online), Disponível em: http://www.just.edu.jo/ar/CoursesAndLabs /Midwifery (2) Theory_MW 336/MW 336.doc.

Última Atualização 2012, Data de Acesso: 19 de dezembro de 2014.

Hitzeman N., & Chin, S. (2012) Epidural Analgesia for Labour Pain, *Cochrane Database of Systematic Reviews*, 86(3), 241-242.

Hodnett, E.D. (2002) Pain and women's satisfaction with the experience of childbirth: A systematic review. *American Journal of Obstetrics and Gynecology*, 186(5), Suplemento, S160-S172.

Hodnett ED, Gates S, Hofmeyr GJ, Sakala C.(2012). Continuous support for women during childbirth, *Cochrane Database of Systematic Reviews*, (10), 1-113.

Holloway, I. & Wheeler, S. (Editores) (2010). *Qualitative Research In Nursing And Healthcare* (3ª Edição). Wiley-Blackwell: Uk.ICSI Institute For Clinical System Improvement (2008). *Directrizes para os cuidados de saúde: Assessment And Management Of Acute Pain* (6th Edition). Pp. 1-59. Disponível em: Www.Icsi.Org , Última Atualização (Não Disponível) (Internet) .

Hughes, A., Williams, M., Bardacke, N., Duncan, L.G., Dimidjian, S. & Goodman, S.H. (2009) Mindfulness approaches to childbirth and parenting. *British Journal Of Midwifery*, 17(10), 630-35

Hunter, Billie (2004). Conflicting Ideologies as a Source of Emotion Work in Midwifery. Midwifery, 20 (3), 261-272.

Hunter, B. (2010) Mapping the emotional terrain of midwifery: What can we see and what lies ahead? *Int. J. Work Organisation and Emotion*, 3(3), 253-68.

Ingeborge Eide, B., Nilsen, A.B.V. & Rasmussen (2009). Nascimento em duas unidades de parto diferentes na mesma clínica - um estudo prospetivo de mulheres primíparas saudáveis. *BMC Pregnancy And Childbirth*, 9:25.

Associação Internacional para o Estudo da Dor (IASP) (2010). *Iniciativas Nacionais, Regionais e Globais de Dor: Iniciativa da Jordânia para o tratamento da dor.* [Online] [Acedido: Http://Www.Iasppain.Org/Files/Content/Navigationmenu/Advocacy/Internationalpainsummit/Jordanreport.Pdf]. [Acedido em 29 de junho de 2014].

Associação Internacional de Educação para o Parto. (2014) *Position Paper: Dor no trabalho de parto.* Raleigh: ICEA.International Confederation Of Midwives (2011). ICM InternationalDefinitionOfTheMidwife . [Online] [Acedido em: Www.Internationalmidwives.Org] . [Última revisão em 15 de junho de 2011].

Ip, WY., Chien, WT. & Chan CL.(2003) Childbirth Expectations of Chinese Firsttime Pregnant Women. *Journal of Advanced Nursing*, 42(2):151-8.

Ivankova, N.V. (2015) *Aplicação de métodos mistos na investigação-ação: Dos métodos à ação comunitária*. Publicação SAGE: Thousand Oaks, Califórnia.

Jackson, S.L. (Editor) (2016) *Métodos de investigação e estatística: Uma abordagem de pensamento crítico*. (5th edição). Cengage Learning, EUA.

James, N.J., Prakash, S.K., Ponniah, M.(2012) Awareness and attitudes towards labour pain and labour pain relief of urban women, *Indian journal of anaesthesia*, 56 (2), 195-198.

Jepsen, I. & Keller, K.D. (2014) A experiência de dar à luz com analgesia epidural. *Women and Birth Journal*, 27(2), 98-103. DOI: http://dx.doi.Org/10.1016/j.wombi.2014.01.005 .

JNC Conselho de Enfermagem da Jordânia (2006) Normas Profissionais. (Acesso online) Http://Www.Jnc.Gov.Jo/English/Publications/Professional%20standerd.Pdf . Data de acesso: 20/09/2014, Última atualização: Indisponível.

Jones, C. (2004) *Quantitative And Qualitative Research: Conflicting Paradigms Or PerfectPartners*. AvailableAt : Http://Www.Shef.Ac.Uk/Nlc2004/Proceedings/Symposia/Symposium (Acedido em 07 de novembro de 2012).

Jones, L., Othman, M., Dowswell, T., Alfirevic, Z., Gates, S., Newburn, M., Jordan, S., Lavender, T. & Neilson, J.P. (2012). Tratamento da dor para mulheres em trabalho de parto: Uma visão geral das revisões sistemáticas (revisão). *The Cochrane Collaboration*. Wiley Publishers [Online]. Disponível em: Http//: Www.Thecochranelibrary.Com . (Acedido em 08 de novembro de 2012).

Jones, L.E., Whitburn, L.Y., Davey, M.A. & Small, R. (2015) Assessment of pain associated with childbirth: Perspectivas, preferências e soluções das mulheres. *Midwifery*, 31(7), 708-12.

Karlsdottir, S.I., Halldorsdottir, S. & Lundgren, I. (2013) O terceiro paradigma na preparação e gestão da dor do parto: o paradigma da mulher grávida. *Scandinavian Journal of Caring Sciences*, pp.1-13. doi: 10.1111/scs.12061.

Karlsdottir, S.I., Sveinsdottir, H., Olafsdottir, O.A. & Kristjansdottir, H. (2015) Pregnant Women's Expectations about Pain Intensity during Childbirth and their Attitudes towards Pain Management: Findings from an Icelandic National Study. *Sexual & Reproductive Healthcare*, 6, 211-218.

Kennedy, H. P (2000) A Model Of Exemplary Midwifery Practice: Resultados de um estudo Delphi. *Journal Of Midwifery And Women's Health,* 45(1): Pp. 4-19.

Khammash, T., C. F. A & C.V. A. (2012) *The Jordanian Health Sector: Sector Report*. Fundo Fiduciário de Investimento da Jordânia. Disponível em: Http://Jordinvest.Com.Jo (Acesso à

Internet, Publicado em: 09.09.2012).

Khresheh, R. & Barclay, L. (2010) The Lived Experience Of Jordanian Women Who Received Family Support During Labour. *The American Journal Of Maternal Child Nursing*, 35(1), Pp.74-51.

Kibuka, M., Thornton, J. G., & Kingswood, C. J. (2009) Posição na segunda fase do trabalho de parto para mulheres com anestesia epidural. *Base de dados Cochrane de revisões sistemáticas* (4).

Kirkham, M. & Stapleton, H. (2000) Midwives' support needs as childbirth changes. *Journal of Advanced Nursing*, 32(2), 465-472.

Kitchenham, B. & Pfleeger, L.S. (2002) Principles Of Survey Research Part 5: Populations And Samples. *Software Engineering Notes*, 27: 5, 17-20.

Klein, M.C. (2010) Prática baseada em evidências nos cuidados de maternidade: Examining The Evidence. Em: Shields, S. G., & Candib, L. M. (2010). *Woman-Centered Care In Pregnancy And Childbirth (Cuidados centrados na mulher durante a gravidez e o parto).* Publicação Radcliffe: Oxford.

Klomp, T. Mannien, J., De Jonge, A., Hutton, E. K., Lagro-Janssen, A. L. M. (2014) O que é que as parteiras precisam de saber sobre as abordagens das mulheres relativamente à gestão da dor do parto? Um estudo de entrevista qualitativa sobre as expectativas de gestão da dor do trabalho de parto para mulheres grávidas que recebem cuidados liderados por parteiras nos Países Baixos. *Midwifery*, 30, 432-438.

Klomp, T., De Jonge; A., Hutton, E. K & Lagro-Janssen, A. L. (2013) Mulheres holandesas em cuidados liderados por parteiras no início do trabalho de parto: Que alívio da dor preferem e o que usam? *BMC Pregnancy And Childbirth*, 13.230. Http://Www.Biomedcentral.Com/1471-2393/13/230

Koteles, J., De Vrijer, B., Penava, D. & Xie, B. (2012) Maternal Characteristics and Satisfaction Associated with Intrapartum Epidural Analgesia Use in Canadian Women. *International Journal of ObstetricAnesthesia*, http://dx.doi.org/10.1016/j.ijoa.2012.06.006.

Krosnick, J. A. (1991). Estratégias de resposta para lidar com as exigências cognitivas das medidas de atitude em inquéritos. *Applied Cognitive Psychology*, 5, 213-236.

Krosnick, J.A. (2002). The Causes of No-Opinion Responses to Attitude Measures in Surveys (As Causas das Respostas Sem Opinião a Medidas de Atitude em Inquéritos): Raramente são o que parecem ser. Em: *Survey Nonresponse*. R. M. Groves, D.A. Dillman, J.L. Eltinge e R.J.A.

Little (eds.) (2002). Nova Iorque: Wiley, 88-100.

Lally, J. E., Madeleine, J., Murtagh, Macphail, S. & Thomson, R. (2008) More In Hope Than Expectation: A Systematic Review Of Women's Expectations And Experience Of Pain Relief In Labour. Acedido em 10 de outubro de 2013, Http://Www.Biomedcentral.Com/17417015/6/7 .

Lally, J.E., Thomson, R.G., MacPhail, S. & Exley, C. (2014) Pain relief in labour: a qualitative study to determine how to support women to make decisions about pain relief in labour. *Pregnancy and Childbirth*, 14(6), 1-10.

Leap, N. & Anderson, T. (2004) O papel da dor no parto normal e o empoderamento das mulheres. In: Downe, S. (2004) Editor. Normal Childbirth: Evidence And Debate. Edinburgh: Churchill Livingstone, 25-39.

Leap, N. & Anderson, P. (2008) *O papel da dor no parto normal e a capacitação das mulheres:* In: Downe S. (Ed.). Normal childbirth: evidence and debate (segunda edição). Churchill Livingstone: Londres.

Leap, N., Dodwell, M. & Newburn, M. (2010) Working With Pain In Labour: An Overview Of Evidence. *News Digest,* 49, 22-26.

Leap N, Sandall, J, Buckland, S & Huber, U. (2010) Journey to confidence: women's experiences of pain in labour and relational continuity of care, *Journal of Midwifery & Women's Health,* 55(3), 234-42.

Leeman, L. Fontaine, P., King, V., Clein, M. C. & Ratcliffe, S. (2003) The Nature And Management Of Labor Pain: Part I. Non Pharmacologic Pain Relief. *American Family Physician*, 68(6), 1109-1112.

Lena, M. & Ingrid, B. (2011) Efeito do tratamento da dor de parto: Relatos verbais versus pontuações da escala visual analógica - Um estudo prospetivo aleatório. *Revista Internacional de Enfermagem e Obstetrícia*, 3(4), 42-47.

Lincoln, Y.S., & Guba, E.G. (2002) Paradigmatic controversies, contradictions, and emerging confluences. In: Denzin, N.K. e Lincoln, Y.S. (Eds). *The Sage Handbook of Qualitative Research*, 2ª edição, Thousand Oaks, Sage, 163-188.

Lindholm, A. & Hildingsson, I. (2015) Preferências das mulheres e alívio da dor recebido no parto - Um estudo longitudinal prospetivo numa região do norte da Suécia. *Sexual & Reproductive Healthcare*, 6, 74-81.

Linton, S.J. & Shaw, W.S. (2011) Impacto dos factores psicológicos na experiência da dor. *Journal of American Physical Therapy Association*, 91(5),700-11 Disponível em: doi: 10.2522/ptj.20100330.

Lund, T. (2012) Combinando Abordagens Qualitativas e Quantitativas: Some Arguments For Mixed Methods Research. *Scandinavian Journal Of Educational Research*, 56:2, 155-165, Doi:10.1080/00313831.2011.568674.

Lundgren, I. & Dahlberg, K. (1998) Women's Experiences Of Pain During Childbirth. Midwifery, 14, 105-110.

Macintyre, P. E. & Schug, A. (Editores) (2007) Assessment Of The Patient With Acute Pain (Avaliação do Paciente com Dor Aguda). In: *Acute Pain Management: Um Guia Prático* (3ª Edição). Capítulo 3, 24-33. Saunders Elsevier: China.

Madden, K.L., Turnbull, D., Cyna, A.M, Adelson, P. & Wilkinson, C. (2013) Pain Relief for Childbirth: The Preferences of Pregnant Women, Midwives and Obstetricians (As Preferências das Mulheres Grávidas, Parteiras e Obstetras). *Women and Birth*, 26, 33-40.

Mander, R. (2000) The Meanings Of Labour Pain Or The Layers Of An Onion? Uma visão orientada para a mulher. *Journal Of Reproductive And Infant Psychology*, 18, 133-141.

Mander, R. (2010) Competências para trabalhar (com mulheres) a dor. In: Walsh, D. & Downe, S. (2010) *Essential Midwifery Practice: Intrapartum Care*. Capítulo 8, 126-135. Blackwell, Oxford.

Malacrida, C.& Boulton, T (2014). The Best Laid Plans? Women's Choices, Expectations And Experiences In Childbirth (As escolhas, expectativas e experiências das mulheres no parto). *Health* (London), 18(1):41-59. Doi: 10.1177/1363459313476964. Epub: 2013 Feb 19.

Martin, D. M., Bulmer, S. M. & Pettker, C. M. (2013) Expectativas em relação ao parto e fontes de informação entre mulheres grávidas nulíparas de rendimento baixo e moderado. *The Journal Of Perinatal Education,* 22(2), 103-112.

Martin, J. A., Hamilton, B. E., Osterman, Michelle, J. K., Curtin, S. C. & Mathews, T. J. (2015) Births: Dados finais para 2013. *National Vital Statistics Reports*, 64 (1), 168.

Martin, V., Charlesworth, J. &Henderson, E. (2010) Managing For Service Users: What Do Your Service Users Want? In:Martin, V., Charlesworth, J. & Henderson, E. (Eds) Managing *In Health And Social Care (2nd Ed)*. Routledge, EUA, 93-111.

Martensson, L. & Bergh, I. (2011) Efeito do tratamento da dor de parto: Verbal reports versus visual analogue scale scores - A prospective randomized study. *International Journal ofNursing and Midwifery*, 3(4), 43-47.

Mccrea, B. H., Wright, M. E. And Murph-Black, T. (1998) Differences In Midwives' Approaches To Pain Relief. *Midwifery*, 14, 174-180.

Melzack. R., Taenzer, P., Feldman, P. & Kinch, R.A. (1981) Labour is Still Painful after Prepared

Childbirth Training. *Canadian Medical Association Journal*, 125:357.

Menter, I., Elliot, D., Hulme, M., Lewin, J. & Lowden, K. (2011) Observation. In: Menter, I., Elliot, D., Hulme, M., Lewin, J. & Lowden, K. (2011) *A Guide To Practitioner Research In Education [Um Guia para a Investigação na Educação]*. 163-176.

Merlin, D. & Larson, M. D. (2010) Serviços de Dor Aguda. *Anestesiologia*, 3(1), S229- S232.

Merriam, S. B. (2009) *Qualitative Research: A Guide To Design And Implementation,* John Wiley And Sons, Nova Iorque. (126-156).

Miquelutti, M.A., Cecatti, J.G. & Makuch, M.Y. (2013) Educação pré-natal e a experiência de parto de mulheres brasileiras: um estudo qualitativo. *BMC Pregnancy and Childbirth*, 13(171), 1-8.

Ministério da Saúde, Jordânia (2011). Deliveries In Moh Hospitals For Year 2011 In Ministry Of Health Annual Statistical Book 2011 (partos nos hospitais da Moh para o ano de 2011). Online: Www.Moh.Gov.Jo , Última atualização não mencionada.

Ministério da Saúde, Jordânia (2007). As Directrizes Clínicas de Cuidados de Obstetrícia para Parteiras. Agência dos Estados Unidos para o Desenvolvimento Internacional e Abt Associate Inc., Amã.

Mohammad, K. I., Alafi, K. K., Mohammad, A. I., Gamble, J. & Creedy, D. (2014) Jordanian Women's Dissatisfaction With Childbirth Care. *International Nursing Review*, 61, 278-284.

Morgan, D.L. (2014) *Integrando Métodos Qualitativos e Quantitativos: A Pragmatic Approach*. Sagepublications, Thousanda Oaks, EUA.

Moudi, Z, Tabatabaeii, M.G., Saeedi, Z.A, Vedadhir, A.A., Baheiraei, A. & Navidian, A. (2012) Measuring Women's Expectations Of Childbirth Care Services In A Developing Country: Development And Validation Of Scales (Desenvolvimento e validação de escalas). *Jornal de Saúde Pública*, 20, 541-548.

Mugambe, J.M., Nel, M., Hiemstra, L.A, Steinberg, W.J. (2007) Knowledge of and attitude towards pain relief during labour of women attending the antenatal clinic of Cecilia Makiwane Hospital, South Africa, *South African Family Practice*, 49(4), 16- 16d, DOI: 10.1080/20786204.2007.10873535.

Muller-Juge, V., Cullati, S., Blondon, K.S., Hudelson, S., Maitre, F., Nu V. Vu, Savoldelli, G.L. & Nenda, M. R.(2014) Colaboração interprofissional entre residentes e enfermeiros em medicina interna geral: Um Estudo Qualitativo Sobre Comportamentos Potenciadores da Qualidade do Trabalho em Equipa. *Plos One* 9(4), E96160. Doi: 10.1371/Journal.Pone.0096160.

Myers, M. D. (2008) *Qualitative Research In Business And Management.* Londres: Sage

Publications Ltd, (178-198).

Nafisi, S. (2006) Effects Of Epidural Lidocaine Analgesia On Labor And Delivery: Um Ensaio Randomizado, Prospetivo e Controlado. *Bmc Anesthesiology*, 6:15.

Naghizadeh , S., Kazemi , A.F., Ebrahimpour,M. & Eghdampour, F. (2013) Avaliação dos factores de insatisfação da mãe com o procedimento de cuidados no trabalho de parto e no parto em hospitais educacionais e não educacionais em Tabriz. *Jornal Europeu de Biologia Experimental*, 3(6), 132-139.

Nieswiadomy, R.M. (Editor) (2012) *Fundamentos da Investigação em Enfermagem* (6ª Ed). Upper Saddle River, Nj: Pearson Education Inc.

Nilsson, C. & Lundgren, I. (2007) Women's lived experience of fear of childbirth. *Midwifery*, 25. DOI: 10.1016/j.midw.2007.01.017.

Office Of Quality Improvement-University Of Wisconsin (2010) *Survey Fundamentals: A Guide To Designing And Implementing Surveys.* [Online] Disponível em: Http://Oqi.Wisc.Edu/Resourcelibrary/Uploads/Resources/Survey Guide.Pdf (Acedido em 13 de janeiro de 2013).

Ojerinde, O.E., Onibokun, A., Akpa,O.M.(2016) Conhecimento e prática da gestão da dor entre enfermeiros em enfermarias de trabalho de parto em Ibadan, Nigéria. *Jornal Africano de Obstetrícia e Saúde da Mulher,* 10 (3), 132-137.

Oppenheim, A. N. (1992) *Questionnaire design, interviewing and attitude measurement*. Pinter, Londres.

Oweis, A. & Abushaikha, L. (2004) Jordanian Pregnant Women's Expectations Of Their First Childbirth Experience. *International Journal Of Nursing Practice.* 10, 264-271.

Oweis, A. & Abushaikha, L. (2005) Labor Pain Experience And Intensity: A Jordanian Perspective. *International Journal OfNursing* Practice, 11(1), 33-38.

Oweis, A. (2009) Jordanian Women's Report Of Their Childbirth Experience: Findings From A Questionnaire Survey. *Revista Internacional de Prática de Enfermagem*, 15, 525-533.

Patel, N. B. (2010) Fisiologia da Dor. Em: Kopf, A. & Ptel, N. B (Editores) (2010). *Guide To Pain Management In Low Resource Settings (Guia para o tratamento da dor em contextos de poucos recursos)*. Associação Internacional para o Estudo da Dor: Trabalhando Juntos para o Alívio da Dor. Capítulo 3, 13-17.

Peart, K. (2008) Managing labour pain safely. *Australian Journal Of Advanced Nursing*, 25(3), 43-48.

Peret, F.J.A. (2013) Pain management for women in labour: an overview of systematic reviews: Comentário da RHL (última revisão: 1 de março de 2013). *Biblioteca de Saúde Reprodutiva da OMS*; Genebra: Organização Mundial da Saúde.

Perla, R.J. & Carifio, J. (2007) Ten Common Misunderstandings, Misconceptions, Persistent Myths and Urban Legends about Likert Scales and Likert Response Formats and their Antidotes. *Jornal de Ciências Sociais*, 3 (3): 106-116, ISSN 15493652.

Pettinelli, M. (2012) The psychology of emotions, feelings and thoughts'. ISBN-10: 0615157734, ISBN-13: 978-0615157733, Online: http://cnx.org/content/col10447 Pham, M.T. (2007) Emotion and rationality: a critical review and interpretation of empirical evidence. *Revista de Psicologia Geral,* 11(2), 155-178.

Rattray, J. & Martyn, C. (2007) Essential Elements Of Questionnaire Design And Development (Elementos essenciais da conceção e desenvolvimento de questionários). *Journal Of Clinical Nursing*, 16, 234-243.

Raynes-Greenow C. (2004) Pain relief for labour, *Universidade de Sydney, Austrália*, 130.

Raynes-Greenow, G. H., Nassar, N., Torvaldsen, S., Trevena, L. & Roberts, C. L (2010). Auxiliando a Tomada de Decisão Informada para Analgesia do Trabalho de Parto: A Randomized Controlled Trail For A Decision Aid For Labour Analgesia Versus A Pamphlet. *Bmc Pregnancy And Childbirth*, 10:15.

Requejo J. H., Toure, K., Gherissi, A. & De Francisco, A. (2011) Health Care Professional Associations In Selected Countries In Africa And The Middle East Join Together To Improve Maternal, Newborn And Child Health: Report On Health Care Professional Workshop Held held In Amman, Jordan December 17-20, 2010. *Jornal Internacional do Parto,* 1(2): Pp. 138-140. Disponível em: Http://Www.Who.Int/Pmnch/Activities/Human Resources/201105 Report Hcp Am man Workshop.Pdf (Acedido em 08 de novembro de 2012).

Rudman, A., El-Khouri, B. & Waldenstrom, U (2007) Women's satisfaction with intrapartum care - a pattern approach. *Journal of Advanced Nursing*, 59(5), 474- 487.Rich, B. A. (2000) An Ethical Analysis Of The Barriers To Effective Pain Management. *Cambridge Quarterly OfHealthcare Ethics*. 9, 54-70.

Safadi, R. (2005). Jordanian Women: Perceptions And Practices Of First-Time Pregnancy International, *Journal OfNursing Practice*, 11, 269-276.

Saunders, M., Lewis, P. & Thornhill, A. (Editores) (2007) *Research Methods For Business Studies*. 4ª Ed, Londres: Prentice Hall.

Sawyer A, Rabe H, Abbott J, Gyte G, Duley L, Ayers S. (2013) Parents' experiences and satisfaction with care during the birth of their very preterm baby: a qualitative study, *BJOG*,120, 637-643.

Schwarz, N. (2007) A construção de atitudes: Avaliação em contexto. *Social Cognition*, 25(5), 638-656.

Schwarz, N. & Bohner, G.(2008) A construção da atitude. In: Tesser, A. & Schwarz, N. (Eds) (2008) Blackwell *handbook of social psychology: Intraindividual processes*, Blackwell, UK, 436-458.

Shaban, I., Barclay, L.M., Lock, L. & Homer, C.S.E. (2012) Barriers To Developing Midwifery As A Primary Health Care Strategy: A Jordanian Study. *Midwifery* 28(1), 106-11.

Shoup, J. A. (2007). *Culture And Customs Of Jordan [Cultura e Costumes da Jordânia]*. Greenwood Publishing Group: EUA.

Simkin, P. & Hull, K. (2011*)* Pain, Suffering, And Trauma In Labor And Prevention Of Subsequent Posttraumatic Stress Disorder (Dor, Sofrimento e Trauma no Trabalho de Parto e Prevenção da Perturbação de Stress Pós-Traumático Subsequente). *The Journal Of Perinatal Education*. 20(3):166-176.

Simkin, P. (2000) Commentary: The Meaning Of Labour Pain. Birth, 27, 254-255.

Sinkovics, R. R., Penz, E., & Ghauri, P. N. (2005) Analyzing Textual Data In International Marketing Research. *Qualitative Marketing Research: An International Journal*, 8(1), 9-38.

Sonbol, A. E. (Editor) (2003). *Women Of Jordan: Islam, Labour, & The Law* (1st Edition). Syracuse University Press: Newyork, 3.

Soyannwo, O. A. (2010) Obstáculos ao tratamento da dor em contextos de poucos recursos. Em: Kopf, A. & Patel, N. B (Editores) (2010). *Guia para o tratamento da dor em locais com poucos recursos*. Associação Internacional para o Estudo da Dor: Trabalhando Juntos para o Alívio da Dor. Capítulo 2, 09-11.

Srivastava, A., I Avan, B., Rajbangshi,P. & Bhattacharyya, S. (2015) Determinants of women's satisfaction with maternal health care: a review of literature from developing countries. *BMC Pregnancy and Childbirth*, 15:97, DOI: 10.1186/s12884- 015-0525-0.

Stina, T., Ingela, L. & Elisabeth, W. (2012) Explorando o Apoio Profissional das Parteiras Durante o Trabalho de Parto Um Estudo de Observação e Entrevista 2 In: *Professional Support In Child Bearing, A Challenging Act Of Balance*. Estudos de Orebro em Ciências do Cuidado: 39.

Sullivan, E.J. & Garlan, G. (2010) Understanding Management And Leadership. In: Sullivan, E.J.

& Garlan, G. (2010) *Practical Leadership And Management In Nursing*. Pearson Education, Inglaterra, 13-33.

Tashakkori, A. &Teddlie, C. (2003) *Handbook of mixed methods in social & behavioral research*. Thousand Oaks, Sage.

Terrell, S.R. (2012) *Metodologias de Investigação de Métodos Mistos*. (Apresentação) Nova South Eastern University, F.T. Lauderable, Florida, EUA, janeiro, 2012.

Tenzer, H., Pudelko, M. & Harzing, A.W. (2014) O Impacto das Barreiras Linguísticas na Formação de Confiança em Equipas Multinacionais. *Journal of International Business Studies*, 45 (5), pp. 508-535.

To, K.W. (2007) A questionnaire survey on patients' attitudes towards epidural analgesia in labour, *Hong Kong Med Journal*, 13(3), 208-215.

Todres, L. & Galvin, K. T. (2008) Embodied Interpretation: A Novel Way Of Evocatively Representing Meanings In Phenomenological Research. *Qualitative Research Journal*. 8:568. Doi: 10.1177/1468794168094866. Disponível em: Http://Qrj.Sagepub.Com/Content/8151568 .

Tournaire, M. & Theau-Yonneau, A. (2007) Complementary And Alternative Approaches To Pain Relief. *Ecam*, 4(4), 409-417.

Ullman, R., Smith, L.A., Burns, E., Mori, R., Dowswell, T. (2010) Parenteral opioids for maternal pain relief in labour, *Cochrane Database of Systematic Reviews*, (9) Art. No.: CD007396. DOI: 10.1002/14651858.CD007396.pub2., 1-194.

ONU Nações Unidas. (2013) *Indicadores económicos In: World Statistics Pocketbook Country Profile, Jordan* (2013). Disponível em: Http://Unstats.Un.Or (Acesso à Internet, Última atualização, 2014).

Nações Unidas (ONU) (2015). Transformando o nosso mundo: a Agenda 2030 para SustainableDevelopment.(Online: https://sustainabledevelopment.un.org/content/documents/21252030%20Agenda%20for%20Sustainable%20Development%20web.pdf, Última atualização 2016).

Agência dos Estados Unidos para o Desenvolvimento Internacional (*USAID*). (2013) *Reforço dos Sistemas de Saúde Ii (Hssii): Relatório Trimestral Ano 4, Trimestre 1, Out - Dez 2012.* [Online] Disponível em: Http://Www.Hss.Jo/Wp-Content/Uploads/2011/05/Hss-Ii-Y4q1-Report.Pdf[Acedido em 20 de junho de 2014].

Valenzuela, D. & Shrivatstava, P. (2010) *A entrevista como método qualitativo Investigação*. [Online]. Disponível em : Http://Www.Public.Asu.Edu/~Kroel/Www500/Interview%20fri.Pdf [Acedido em 07 de novembro de 2012].

Van der Gucht, N. (2014) Women's experiences of coping with pain during childbirth: A critical review of qualitative research, *Midwifery*, 31(3), 1-30.

Vivilaki, V. & Antonious, E. (2009) Alívio da dor e manutenção do controlo durante o parto. Um sacrifício da identidade feminina? *HSJ Health Science Journal*, 3(1), 3-9.

Waldenstrom, U. (1988) Midwives Attitudes To Pain Relief During Labour And Delivery. *Midwifery*, 4, 48-57.

Wallace, K. G., Reed, B. A., Pasero, C. & Olsson, G. L. (1995) Staff Nurses Perceptions Of Barriers To Effective Pain Management. *Journal Of Pain And Symptom Management.* 10(3), 204-213.

Walsh, D. (2007) (Editor) Pain And Labour (Capítulo: 4) In: *Evidence-Based Care For Normal Labour And Birth: A Guide For Midwives* (1st Edition). Routledge: Nova Iorque, 45-65.

Whitburn, L.Y. (2013) Dor no parto: do cérebro físico à mente consciente. *Jornal de Obstetrícia e Ginecologia Psicomática*, 34 (3), 139-143.

Whitburn, L.Y, Jones, L.E, Davey, M.A & Small, R. (2014) Women's experiences of labour pain and the role of the mind: an exploratory study, *Midwifery*, 30(9), 102935.

Wickham, S. (2008) *Midwifery: Best Practice.* Volume 5, Butterworth-Heinemann Elsevier, Edinburgh.

Wilson, P. (2007) O conhecimento dos enfermeiros sobre a dor. *Jornal de Enfermagem Clínica.* 16, Pp. *1012-1020.*

Wong, C. A. (2009) Advances in Labour Analgesia [Avanços na Analgesia do Trabalho de Parto]. International Journal Of Women's Health, 1: 139-154.

Wong, C.A., Scavone, B.M., Dugan, S., Smith, J.C., Prather, H., Ganchiff, J.N. & McCarthy, R.J. (2003) Incidence of postpartum lumbosacral spine and lower extremity nerve injuries. Obstetrics & Gynecology. 101(2):279-288.

Dados do Banco Mundial (2016) Indicadores de Desenvolvimento Mundial: Sistemas de saúde. [Em linha] Disponível em: http://wdi.worldbank.Org/table/2.15 [Acedido em 9th outubro 2016].

Organização Mundial de Saúde (OMS) (2010). *Estratégia de Cooperação por País para a OMS e a Jordânia 2008-2013.* Secção 2: Desafios do país em matéria de saúde e desenvolvimento. Yat Advertising, Who-Em/Ard/034/E.

Referências utilizadas para os questionários

Kennedy, H. P (2000) A Model Of Exemplary Midwifery Practice: Results Of A Delphi Study. *Journal Of Midwifery And Women's Health,* 45(1), 4-19.

Leap, N., Dodwell, M. & Newburn, M. (2010) Working With Pain In Labour: An Overview of Evidence. *News Digest.* 49, 22-26.

Walsh, D. (Editor) (2007) Pain And Labour (Capítulo: 4) In: *Evidência Cuidados baseados no trabalho de parto e nascimento normais: A Guide For Midwives* (1st Edition). Routledge: Nova Iorque, 45-65.

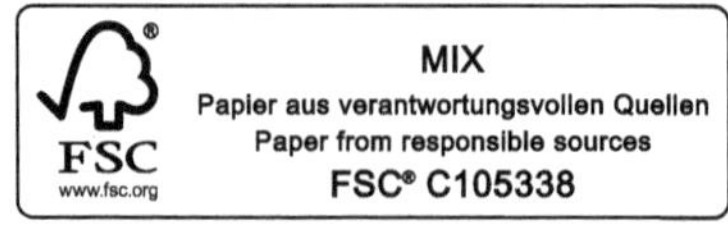

Printed by Books on Demand GmbH, Norderstedt / Germany